Der Zwang in meiner Nähe

Der Zwang in meiner Nähe

Michael Rufer, Susanne Fricke

Michael Rufer
Susanne Fricke

Der Zwang in meiner Nähe

Rat und Hilfe für Angehörige von zwangskranken Menschen

3., überarbeitete Auflage

hogrefe

Prof. Dr. med. Michael Rufer
Triaplus AG
Klinik Zugersee
Zentrum für Psychiatrie
und Psychotherapie
Widenstrasse 55
6317 Oberwil-Zug
Schweiz
und
Psychiatrische Universitätsklinik Zürich
Klinik für Psychiatrie, Psychotherapie
und Psychosomatik
Lenggstrasse 31
8032 Zürich
Schweiz
E-Mail: michael.rufer@triaplus.ch

PD Dr. phil. Dipl.-Psych. Susanne Fricke
Psychotherapeutische Praxis
Hegestieg 6
20249 Hamburg
Deutschland
E-Mail: info@dr-susanne-fricke.de

Bibliografische Information der Deutschen Nationalbibliothek
Die Deutsche Nationalbibliothek verzeichnet diese Publikation in der Deutschen Nationalbibliografie; detaillierte bibliografische Daten sind im Internet über http://www.dnb.de abrufbar.

Verantwortliche Person in der EU: Hogrefe Verlag GmbH & Co. KG, Merkelstraße 3, 37085 Göttingen, info@hogrefe.de

Anregungen und Zuschriften bitte an den Hersteller:
Hogrefe AG
Lektorat Psychologie
Länggass-Strasse 76
3012 Bern
Schweiz
Tel. +41 31 300 45 00
info@hogrefe.ch
www.hogrefe.ch

Lektorat: Dr. Susanne Lauri
Herstellung: René Tschirren
Umschlagabbildung: Getty Images/AlexLinch
Umschlaggestaltung: Claude Borer, Riehen
Satz: Claudia Wild, Konstanz
Druck und buchbinderische Verarbeitung: Multiprint Ltd., Kostinbrod
Printed in Bulgaria

1. Nachdruck 2026 der 3. Auflage 2023

(E-Book-ISBN_PDF 978-3-456-96275-7)
(E-Book-ISBN_EPUB 978-3-456-76275-3)
ISBN 978-3-456-86275-0
https://doi.org/10.1024/86275-000

Inhaltsverzeichnis

Vorwort zur zweiten und dritten Auflage

Die 2009 erschienene erste Auflage dieses Buches ist auf ein erfreulich breites Interesse gestoßen. Wir haben viele positive Kommentare und Rückmeldungen erhalten, und aufgrund der großen Nachfrage wurde zwischenzeitlich ein weiterer Nachdruck notwendig. Dies zeigt, dass wir mit diesem Buch, welches sich speziell an Angehörige von zwangskranken Menschen richtet, eine Lücke in dem ansonsten großen Angebot an Ratgebern füllen konnten. Wir freuen uns sehr darüber, dass wir hierdurch einen Beitrag dazu leisten konnten, Angehörige gezielt zu unterstützen.

Da die Nachfrage unverändert hoch ist, haben wir uns nun entschlossen, das Buch vollständig zu überarbeiten und zu erweitern. In allen Kapiteln wurden sprachliche Korrekturen vorgenommen und die Klarheit der Formulierungen an einigen Stellen verbessert. Hierdurch konnte die Leserfreundlichkeit erhöht werden. Darüber hinaus wurde der gesamte Text auf seinen Aktualisierungsbedarf hin überprüft und an mehreren Stellen dem heutigen Stand des Wissens angepasst. Einige Kapitel wurden, um den Entwicklungen in den letzten Jahren Rechnung zu tragen, erweitert. Das betrifft insbesondere Informationen zu neueren Therapiemöglichkeiten wie die achtsamkeitsbasierten Ansätze in der Psychotherapie und die hirnchirurgischen Verfahren, die bei sehr schweren Zwangserkrankungen vermehrt durchgeführt werden. Berücksichtigt wurden hierbei die aktuellen Empfehlungen zur Therapie aus anerkannten Leitlinien, insbesondere der Mitte 2022 erschienenen revidierten Fassung der S3-Leitline Zwangsstörungen. Und ein ganz neues Kapitel wurde ergänzt, welches sich mit den Besonderheiten der Situation von Eltern zwangskranker Kinder beschäftigt.

Wir hoffen, dass Sie als Leserinnen und Leser von diesen Änderungen profitieren. Sehr bedanken möchten wir uns bei den vielen Menschen, die uns Kommentare und Anregungen geschickt haben. Viele davon sind in diese Überarbeitung eingegangen. Rückmeldungen und Hinweise zu diesem Buch sind unverändert sehr willkommen. Sie können uns diese gerne per E-Mail oder Post senden. Unsere Adressen finden Sie in der Autorenbeschreibung am Ende des Buches.

Oberwil-Zug und Hamburg, im Sommer 2022
Michael Rufer und Susanne Fricke

Vorwort zur ersten Auflage

Liebe Angehörige[1],

unter Zwangsstörungen leiden meistens nicht nur die Betroffenen selbst – auch die Menschen in ihrem Umfeld stehen unter erheblichem Leidensdruck. Deren Belastung kann dabei viele Gesichter haben. Vielleicht müssen sie sich beim Betreten der Wohnung umziehen und duschen, weil ihr zwangskranker Partner befürchtet, dass sie sonst den „Schmutz" von draußen in der Wohnung verteilen. Oder in ihrer Familie ist das Badezimmer stundenlang blockiert, weil die erwachsene Tochter ihre Waschzwangshandlungen ausführen muss. Klopfen an die Tür und laute Rufe, sie möge sich beeilen, helfen nicht – im Gegenteil, es dauert dann sogar noch länger. Einige Angehörige dürfen bestimmte Bereiche ihrer Wohnung nicht betreten, damit eine bestimmte Ordnung nicht durcheinanderkommt. Halten sie sich nicht daran, kann die sonst so ruhige und höfliche Betroffene manchmal sehr aggressiv reagieren. Partner werden teilweise immer wieder um Rückversicherungen gebeten und sogar bei der Arbeit angerufen, damit sie dem Betroffenen bestätigen, dass dieser eine Handlung „richtig" gemacht hat. Nicht zu antworten fällt dann schwer, weil man erleben muss, wie verzweifelt der Betroffene reagiert. Nachzugeben scheint der leichtere Weg, auch wenn man es eigentlich nicht möchte. Menschen, die mit Zwangskranken zusammenleben, die einen Sammelzwang haben, leiden wiederum

---

1 Es ist schwierig, Partner, Kinder, Eltern, Verwandte, Freunde, Bekannte und alle, die mit einem Zwangskranken näheren Kontakt haben, mit einem Begriff zu bezeichnen. Wenn wir aber jedes Mal alle Personengruppen aufzählen würden, würde dies das Lesen sehr umständlich machen. Wir haben uns daher entschieden, der Einfachheit halber von Angehörigen zu sprechen, und meinen damit nicht nur die Verwandten, sondern alle Menschen im nahen Umfeld von Zwangskranken, die von der Erkrankung mitbetroffen sind.

unter anderen Problemen: Die Wohnung ist vielleicht schon seit Jahren in großen Teilen nicht mehr benutzbar, Gäste zu sich einzuladen ist schon lange undenkbar. Neben der Einengung der persönlichen Freiräume können bei bestimmten Zwängen erhebliche finanzielle Aufwände als weiterer Belastungsfaktor dazukommen, etwa durch hohe Wasserkosten oder weil Dinge des alltäglichen Gebrauchs immer wieder aufgrund von „Verseuchung" weggeworfen und neu gekauft werden müssen. Nicht zu vergessen ist natürlich auch der Verlust an Lebensqualität, wenn man miterlebt, wie schlecht es den Betroffenen geht und wie schöne Dinge, die man früher gemeinsam unternommen hatte, wegen des Zwanges nicht mehr möglich sind.

Viele Angehörige haben daher ein großes Informationsbedürfnis und suchen Rat und Hilfe. Sie möchten die Krankheit und damit auch die Betroffenen besser verstehen. Wie kann ich selbst den Betroffenen am besten unterstützen? Welche Behandlungsmöglichkeiten gibt es für ihn? Wie kann ich ihn davon überzeugen, sich Hilfe zu suchen? Diese oder ähnliche Fragen werden uns häufig von Angehörigen gestellt. Wichtig ist vielen von ihnen aber auch zu wissen, was sie für sich selbst tun können, damit ihr Leben nicht zunehmend eingeschränkt wird, wie sie sich abgrenzen können von den unerbittlichen Forderungen des Zwanges und an wen sie sich wenden können, wenn sie Erfahrungsaustausch und Unterstützung benötigen.

In unserem Berufsalltag als Verhaltenstherapeuten haben wir im Rahmen der Therapie von Zwangskranken immer auch Kontakt mit den Menschen aus dem nahen Umfeld der Betroffenen, deren Bedürfnissen und deren Leid. Wir sehen gleichzeitig auch ihr zumeist großes Engagement, ihren Wunsch und ihre Anstrengungen, zu unterstützen und zu helfen. Darin steckt ein großes Potential für die Therapie, denn gut informierte und motivierte Angehörige können entscheidend dazu beitragen, es dem Zwang ungemütlich zu machen, indem sie seinen Forderungen nicht mehr nachkommen. Sie können außerdem einen wertvollen Beitrag in der Therapie leisten, indem sie beispielsweise die Betroffene bei ihren Übungen gegen den Zwang unterstützen, zu ihr halten und sie motivieren, wenn sie zwischendurch der Mut verlässt.

Erfreulicherweise stehen, anders als früher, für Zwangskranke heute zahlreiche Erfolg versprechende, unterschiedlich intensive Behandlungsangebote zur Verfügung: Es gibt Selbsthilfegruppen, verschiedene Selbsthilfebücher und Selbsthilfe-Computerprogramme. Und wenn diese Angebote nicht ausreichen, so gibt es Psychotherapien, insbesondere die kognitive Verhaltenstherapie, und wirksame Medikamente, um den Betroffenen zu helfen, ihre Zwänge zu reduzieren oder ganz zum Verschwinden zu bringen.

Für Sie als „Mitbetroffene" gibt es bisher hingegen viel weniger Angebote. In den meisten Selbsthilfebüchern richtet sich zwar ein Kapitel an die Angehörigen, außerdem stehen Informationsbroschüren zur Verfügung, aber unseres Wissens gibt es kein Buch, das für Sie als Angehörige geschrieben wurde. Daher haben wir uns entschieden, eines zu schreiben, das sich an die Familienangehörigen und Partner, Freunde und Bekannte, Lehrerinnen und Vorgesetzte, kurz alle „Mitbetroffenen" von erwachsenen Zwangskranken richtet. Wir wollen Ihnen einerseits Wissen vermitteln, was eine Zwangserkrankung ist und wie man sie behandeln kann. Denn wenn Sie diese Krankheit besser verstehen, können Sie den Betroffenen leichter motivieren, etwas dagegen zu unternehmen, und ihn dabei auch unterstützen. Ein großer Teil dieses Buches widmet sich dann dem Thema, wie Sie der Betroffenen helfen können, wie Sie dabei vorgehen können und was zu beachten ist. Darüber hinaus ist uns aber auch wichtig, dass Sie erfahren, was Sie für sich selbst tun können, damit Sie nicht mehr durch den Zwang belastet und eingeschränkt werden, was Sie für eine Erhöhung Ihrer Lebensqualität tun können und welche Hilfe Sie wo bekommen können, wenn Sie es allein nicht schaffen. Ausdrücklich werden häufige Fragen von Angehörigen aufgegriffen und beantwortet, beispielsweise wie Sie damit umgehen können, wenn der Betroffene im Rahmen der Zwänge aggressiv reagiert, oder welche Möglichkeiten Sie haben, wenn er den Zwang nicht als Problem sieht und sich auf keine Behandlung einlassen möchte.

Wir würden uns sehr freuen, wenn Sie durch das Lesen dieses Buches viele Ideen und Anregungen bekommen, die Ihnen in Ihrem Alltag und im Umgang mit Betroffenen weiterhelfen.

Michael Rufer
Susanne Fricke

Geleitwort

Zwangsstörungen zählen nach jüngsten epidemiologischen Untersuchungen aus Deutschland zu den häufigsten psychischen Störungen in der Bevölkerung. Leider haben diese epidemiologischen Erhebungen auch aufgedeckt, dass die Behandlungsraten, verglichen mit anderen psychischen Störungen, eher niedrig sind. Mit anderen Worten: Ein immer noch sehr großer Teil der Betroffenen findet sich in keiner Behandlung, dies oft lebenslang. Dabei stellen Zwänge ein Krankheitsbild mit oft sehr starken Auswirkungen auf das alltägliche Leben dar, indem sie den Aktionsradius stark einschränken, Partnerschaften und ganze Familiensysteme belasten und häufig zu einer erheblich verminderten Leistungsfähigkeit in Schule, Ausbildung und Beruf führen. Viele Menschen sind aufgrund schwerer Zwänge arbeitsunfähig. Dabei stellt sich die therapeutische Situation recht gut dar, denn es gibt wirksame Behandlungen wie insbesondere die kognitive Verhaltenstherapie mit Reizkonfrontation und auch Medikamente. Auf diese Weise lassen sich Zwangsstörungen zwar meist nicht ganz heilen, aber doch wesentlich bessern.

Viele Angehörige sind oft hilflos und verzweifelt, weil sie nicht wissen, wie sie mit der Zwangserkrankung eines Familienangehörigen umgehen sollen. Dabei neigen viele Menschen mit Zwangserkrankungen dazu, andere Personen in ihre zwanghaften Systeme einzubinden. Hier als Angehörige mitzumachen, ist zwar verständlich und wird von den Betroffenen oft als hilfreich erlebt, fördert aber nicht die Heilung der Zwänge.

Das vorliegende Buch der beiden langjährigen Experten Susanne Fricke und Michael Rufer ist ein exzellenter Ratgeber für Angehörige und auf wissenschaftlich sehr gutem Niveau unter Berücksichtigung neuester Ergebnisse geschrieben.

Ich wünsche auch der dritten Auflage des Buches eine gute Verbreitung und hoffe, dass es vielen Angehörigen und dadurch auch Betroffenen mit Zwangserkrankungen helfen kann.

Prien, den 25. Juli 2022
Prof. Dr. Ulrich Voderholzer
Vorsitzender des wissenschaftlichen Beirats
der Deutschen Gesellschaft Zwangserkrankungen e. V.
Leiter des Revisionsprozesses der S3-Leitlinie Zwangsstörungen

1 Informationen zur Zwangsstörung

Sie als Angehörige[2] können eine wertvolle Unterstützung im Kampf gegen den Zwang sein. Sie können mithelfen, dass sich Zwänge im Alltag nicht weiter ausbreiten oder sogar langsam wieder verschwinden. Sehr oft sind es außerdem die nahestehenden Menschen, die den Anstoß für eine Therapie geben. Und in einer Therapie können Sie durch Ihre Mithilfe dazu beitragen, dass diese erfolgreich verläuft. Gleichzeitig ist es wichtig, dass Sie Ihre eigenen Grenzen erkennen und sich nicht selbst überfordern. Nur wenn Sie auch auf Ihre innere Ausgeglichenheit und Ihre eigenen Bedürfnisse achten, können Sie der Betroffenen auf Dauer hilfreich zur Seite stehen. Den ersten wichtigen Schritt auf diesem Weg können Sie bereits mit dem Lesen dieses Kapitels tun: Sie informieren sich über Zwangsstörungen! Wenn Sie gut informiert sind, hat das viele Vorteile: Sie können dann besser verstehen, dass die Betroffene unter einer Krankheit – und nicht unter zu wenig Willenskraft oder mangelnder Disziplin – leidet. Sie können außerdem leichter mit ihr über ihre Zwänge ins Gespräch kommen. Und Sie wissen, wie Sie sich im Alltag gegenüber der Betroffenen und den Zwängen am besten verhalten. Darüber hinaus werden Sie besser erkennen können, wann Selbsthilfe nicht mehr ausreicht, und dann versuchen, sie einfühlsam und mit guten Argumenten für eine Therapie zu motivieren und sie dann dabei zu unterstützen. Und, zu guter Letzt, Informationen über Zwangserkrankungen können Ihnen dabei helfen, besser für sich selbst zu sorgen und sich leichter abgrenzen zu können. Daher haben wir die wichtigsten Informationen zu Zwangsstörungen in diesem Kapitel für Sie zusammengetragen: was eine Zwangsstörung ist und welche Arten von Zwän-

---

2 Aus Gründen der Lesbarkeit wird im Text entweder die männliche oder die weibliche Form verwendet. Gemeint sind aber immer alle Geschlechter.

gen es gibt (1.1), was noch normal ist und wann ein Zwang beginnt (1.2) und wie man Zwänge von anderen psychischen Erkrankungen unterscheidet (1.3). Am Ende dieses Kapitels fassen wir alles noch einmal zusammen (1.4).

1.1 Was ist eine Zwangsstörung? Welche Arten von Zwängen gibt es?

Zwänge sind für Außenstehende oft nur schwer nachzuvollziehen. Warum macht jemand etwas immer wieder, von dem er selbst weiß, dass es „Unsinn“ ist? Warum reißt er sich nicht zusammen und hört einfach auf? Mit etwas gutem Willen müsste das doch gehen, oder nicht? Leider ist das nicht so einfach, wie es auf den ersten Blick scheint. Ein zentrales Merkmal der Zwangsstörung liegt nämlich gerade darin, dass der Betroffene vom gesunden Menschenverstand her weiß, dass das, was er da gerade macht, unsinnig ist. Trotz aller Mühe und gutem Willen kann er aber nicht anders handeln, er muss diesen „Unsinn“ machen.

Manche von Ihnen kennen vielleicht die Situation, dass Sie vor Abreise in einen längeren Urlaub immer wieder kontrollieren müssen, ob Sie Ihr Portemonnaie, Ihren Wohnungstürschlüssel und Ihren Personalausweis eingesteckt haben. Plötzlich drängt sich wieder der Gedanke auf: „Hab’ ich meinen Ausweis wirklich eingesteckt?!“ Eigentlich wissen Sie ganz genau, dass Ihr Ausweis in der Tasche ist, aber der Gedanke lässt sich nicht zur Seite drängen und macht Sie unruhig. Daher öffnen Sie lieber nochmals Ihre Tasche und kontrollieren, obwohl Sie wissen, dass das eigentlich unnötig ist, und obwohl Sie sich irgendwie ein bisschen merkwürdig dabei vorkommen. Wenn Sie sich jetzt vorstellen, dass sich bei einer Zwangsstörung ein solcher Gedanke („Hab’ ich wirklich nichts vergessen?!“) immer wieder und bei vielen verschiedenen Situationen aufdrängt, sich nicht unterdrücken lässt und ein großes Unbehagen auslöst, sodass Sie immer wieder nachkontrollieren müssen, so können Sie vielleicht ein bisschen nachempfinden, wie es einem Zwangskranken ergeht.

Was ist eine Zwangsstörung?

Zu dieser Krankheit gehören in der Regel Zwangsgedanken und Zwangshandlungen. Zwangsgedanken sind Vorstellungen, Gedanken oder Impulse, die den Betroffenen unsinnig oder übertrieben vorkommen und nicht ihre eigene Meinung wiedergeben. Trotzdem drängen sie sich auf, kommen immer wieder in den Kopf und lassen sich nicht ignorieren. Außerdem lösen sie Ängste, Anspannung, Unbehagen oder auch Ekel aus. Als Zwangshandlungen bezeichnet man übertriebene oder sinnlose Verhaltensweisen, die oft in ganz bestimmter Art und Weise ablaufen müssen. Betroffene fühlen sich sehr stark dazu gedrängt, diese Zwangshandlungen auszuführen, und können sich kaum oder gar nicht dagegen wehren, obwohl sie sie für übertrieben oder unsinnig halten. Zwangshandlungen haben oft zum Ziel, die Ängste, Anspannung, Unbehagen oder Ekel zu verringern, welche durch Zwangsgedanken ausgelöst worden sind.

Es gibt sehr viele verschiedene Arten von Zwängen. Die häufigsten Zwangshandlungen sind Wasch- und Reinigungs- sowie Kontrollzwänge. Zwangsgedanken haben oft aggressive Inhalte oder beziehen sich auf die Themen Verschmutzung bzw. Kontamination. Bei einer Untersuchung von über hundert unserer Patienten (Rufer, Fricke, Moritz, Kloss & Hand, 2006) fanden wir die folgende Verteilung (wobei fast alle Patienten mehrere Arten von Zwängen hatten, sodass die Summe über 100 % ergibt):

Welche Zwänge sind am häufigsten?

Zwangshandlungen

71 %	der Patienten führten Kontrollen durch
64 %	hatten Wasch- oder Reinigungszwänge
44 %	Wiederholungszwänge
39 %	Zählzwänge
28 %	Ordnungszwänge
16 %	Sammel-/Aufbewahrungszwänge

Zwangsgedanken

69 %	der Patienten hatten Zwangsgedanken, die sich auf Aggressionen bezogen
66 %	hatten Zwangsgedanken bzgl. Verschmutzung/Kontamination
33 %	Symmetrie-Zwangsgedanken
21 %	religiöse Zwangsgedanken
17 %	Zwangsgedanken bzgl. Sammeln/Aufbewahren
17 %	Zwangsgedanken bezogen auf den eigenen Körper
6 %	sexuelle Zwangsgedanken

Im Folgenden werden wir die häufigsten Zwänge anhand von Beispielen genauer beschreiben.

Kontrollzwänge

Betroffenen drängt sich bei Kontrollzwängen z. B. immer wieder der Gedanke auf, dass sie einen Fehler gemacht haben könnten, dass sie etwas übersehen haben könnten und dann daran schuld sind, wenn etwas Schreckliches passiert, oder dass sie aus Unvorsichtigkeit jemand anderem einen Schaden zufügen könnten. Als Zwangshandlung erfolgt dann meist ein übertriebenes Kontrollieren.

Beispiel 1 für Kontrollzwänge

Frau Pagel[3] hat Zwangsgedanken, die sich auf elektrische Geräte, Wasserhähne und Türen und Fenster beziehen. Ein Gedanke ist zum Beispiel, dass sie den Herd nicht ausgemacht haben könnte und sie dann dafür verantwortlich ist, dass das Mehrfamilienhaus, in dem sie wohnt, abbrennt. Deswegen muss sie jeden Morgen in ganz bestimmter Art und Weise kontrollieren, ob der Herd aus ist (obwohl sie ihn seit längerer Zeit kaum noch benutzt). Ebenso muss sie jeden Morgen kontrollieren, ob alle Fenster geschlossen, die Wasserhähne zugedreht und alle elektrischen Geräte abgestellt sind. Zum Schluss ihrer ungefähr einstündigen Kontrolle macht sie Fotos mit ihrem Smartphone von allem, was sie kontrolliert

3 Alle Namen wurden von den Autoren geändert.

hat, danach prüft sie, ob die Wohnungstür richtig abgeschlossen ist. Im Bus auf der Fahrt zur Arbeit überprüft sie auf den Fotos auf ihrem Smartphone, ob zu Hause wirklich alles in Ordnung war. Als sie noch mit ihrer erwachsenen Tochter zusammenwohnte, war es leichter. Diese musste nämlich später als sie zur Arbeit. Frau Pagel konnte sich dann immer sagen, dass die Tochter es ja noch merken würde, falls sie selbst etwas übersehen hätte.

Beispiel 2 für Kontrollzwänge

Herr Schulze leidet unter dem wiederkehrenden Zwangsgedanken, dass er beim Autofahren versehentlich jemanden überfahren haben könnte. Obwohl er weiß, dass dies extrem unwahrscheinlich ist, gerät er dann so unter Druck, dass er mehrfach anhalten und zu Fuß die Straße zurückgehen muss, um zu kontrollieren, ob Tote oder Verletzte am Straßenrand liegen. Manchmal kontrolliert er am Tag nach einer Autofahrt noch die Tageszeitung, ob in dieser von Unfällen mit Fahrerflucht berichtet wird. Wenn seine Partnerin mit im Auto sitzt, fragt er sie hinterher, ob er wirklich niemanden überfahren hat. Bis jetzt hat sie noch verhältnismäßig geduldig auf seine immer wieder gestellten Fragen reagiert, aber in der letzten Zeit klingt sie doch ab und zu ziemlich verärgert.

Wasch- und Reinigungszwänge

Ebenfalls zu den häufigsten Zwangssymptomen gehören Wasch- und Reinigungszwänge. Betroffene müssen beispielsweise stundenlang ihre Hände oder andere Körperteile waschen, sich duschen, ihre Wäsche reinigen, ihre Wohnung oder auch andere Orte oder Gegenstände putzen. Dazugehörige Zwangsgedanken können sein, dass jemand übertriebene Angst hat, durch Krankheitserreger (wie z.B. HIV oder seit einiger Zeit auch Corona) oder Umweltgifte krank zu werden oder schuld daran zu sein, dass andere krank werden. Andere Betroffene ekeln sich extrem vor eigenen oder fremden Körperflüssigkeiten oder -ausscheidungen wie Blut und Speichel, Urin oder Kot. Abhängig vom Ausmaß und von der Art der Zwangshandlungen und den dazugehörigen Zwangsgedanken können Waschzwänge für Familienangehörige,

Partner und den Freundeskreis in vielerlei Hinsicht problematisch sein: Wegen seiner Zwangsgedanken fordert der Betroffene von ihnen, dass sie sich nach den Sauberkeitsvorgaben des Zwanges richten, obwohl diese viel strenger sind als ihre eigenen. Sie müssen zum Beispiel ihre Hände mit Desinfektionsmittel reinigen oder dürfen keinen Körperkontakt zum Betroffenen haben, beispielsweise weil dieser befürchtet, sich zu beschmutzen. Das Badezimmer kann stundenlang vom Betroffenen belegt sein, weil dieser sich so lange waschen muss. Manchmal bleibt nur noch wenig oder gar keine Zeit mehr für schöne gemeinsame Aktivitäten, weil der Zwang so viel Zeit beansprucht oder der Betroffene wegen seiner Zwänge Kontakt mit bestimmten Gegenständen, Personen oder Orten vermeidet. Auch Sexualität findet möglicherweise wegen dieser Zwänge nicht mehr statt. Waschzwänge können außerdem erhebliche Kosten verursachen, zum Beispiel durch einen hohen Verbrauch von Waschmitteln, Wasser und Strom, wenn immer wieder verkeimt erscheinende Dinge weggeworfen und neu gekauft werden müssen oder weil der Betroffene häufig umzieht, weil ihm die alte Umgebung verunreinigt erscheint.

Beispiel 1 für Wasch- und Reinigungszwänge

Die Ehefrau von Herrn Scheibler hat einen Waschzwang. Ihre Zwangsgedanken beziehen sich darauf, ihren privaten Bereich zu „verseuchen". Wenn sie von draußen in ihre Wohnung kommt, zieht sie sich gleich hinter der Tür aus, duscht zwei Stunden lang und wäscht ihre Kleidung. Zusätzlich putzt sie ihre Wohnung täglich. Sie weiß, dass das deutlich übertrieben ist, kann sich aber nicht dagegen wehren, da sie sonst ein sehr unangenehmes und kaum aushaltbares Gefühl bekommt. Auch von Herrn Scheibler verlangt sie, dass er sich beim Betreten der Wohnung sofort auszieht, seine Kleidung in die Waschmaschine tut und sich gründlich duscht, damit die Wohnung sauber bleibt. Wenn sie abends die Wohnung geputzt hat, darf er sich nicht mehr ins Wohnzimmer setzen, da sie dann das Sofa erneut sauber machen müsste. Herr Scheibler fühlt sich dadurch eingeschränkt, er hat aber schon festgestellt, dass seine Partnerin massiv unter Druck gerät und sehr aggressiv werden kann, wenn er sich nicht daran hält, was der Zwang möchte.

Beispiel 2 für Wasch- und Reinigungszwänge

Frau Brückners 18-jährige Tochter Marie hat ebenfalls einen Waschzwang. Sie leidet unter übertriebenen Befürchtungen (Zwangsgedanken), sich an einer Krankheit anzustecken. Wenn sie Leute sieht, die nicht ganz sauber gekleidet sind oder irgendwie nicht ganz gesund aussehen, befürchtet sie, dass sie sich mit Aids oder anderen lebensbedrohlichen Krankheiten anstecken könnte. Diese Ängste hat sie auch, wenn sie diese Leute aus der Ferne sieht, weil sie ja vielleicht doch irgendwie, und sei es indirekt, in Kontakt mit ihnen kommen könnte. Türgriffe in der Öffentlichkeit, Haltegriffe im Bus, Geldstücke usw. kann sie schon gar nicht mehr anfassen, weil diese ja von vielen berührt werden. „Da kann man ja nicht sicher sein", denkt sie, „dass nicht jemand mit einer schlimmen Krankheit diese Gegenstände vorher berührt hat". Daher muss sie immer wieder sehr lange duschen und ihre Kleidung in der Waschmaschine reinigen, wenn sie Kontakt mit „verdächtigen" Leuten oder Gegenständen hatte. Neben den Sorgen um die Tochter ist für Frau Brückner besonders die hohe Wasserrechnung problematisch. Als alleinerziehende Office Managerin verdient sie nicht so viel, und sie hat schon ein mulmiges Gefühl beim Holen der Post, weil sie die nächste Zahlungsaufforderung befürchtet.

Wiederholungszwänge

Etwas seltener als Wasch- und Reinigungszwänge sowie Kontrollzwänge sind viele andere Arten von Zwängen. Dazu gehören die Wiederholungszwänge.

Beispiel 1 für Wiederholungszwänge

Herr Behrens muss alltägliche Handlungen immer so lange wiederholen, bis er das Gefühl hat, dass er sie „richtig" ausgeführt hat. An schlechten Tagen braucht er allein drei Stunden, bis er am Frühstückstisch sitzt, weil er alles (aufstehen, Schlafanzug ausziehen, duschen, Zähne putzen, anziehen ...) mehrfach wiederholen muss. Die Ehefrau ist ziemlich gereizt, weil bei ihrem Mann alles so lange dauert. Besonders schwierig für sie ist, dass sie versuchen muss, sich nichts anmerken zu lassen, weil ihr Mann dann unter Druck gerät und noch länger braucht.

Beispiel 2 für Wiederholungszwänge

Frau Baumgarten hat Wiederholungszwänge, die zusätzlich mit magischem Denken verbunden sind. Hunderte von Malen taucht im Alltag ganz plötzlich ein Zwangsgedanke auf, dass etwas Schlimmes passiert und Frau Baumgarten daran schuld ist, wenn sie nichts tut, um es zu verhindern. Sie wiederholt dann das, was sie gerade gemacht hat, als der Gedanke auftauchte, und zwar solange, bis sie es gemacht hat, ohne dass der „Katastrophengedanke" dabei auftritt. Neulich beispielsweise drängte sich ihr beim Anziehen der Schuhe der Gedanke auf, dass ihre beste Freundin Krebs bekommen wird. Sie musste dann die Schuhe so oft aus- und wieder anziehen, bis sie es geschafft hatte, die Schuhe zuzubinden, ohne diesen Gedanken zu denken.

Eine weitere Art von Zwängen sind Sammel- und Aufbewahrungszwänge, diese können sich sowohl als Handlungen zeigen als auch als Gedanken, die sich auf dieses Thema beziehen.

Beispiel für Sammel- und Aufbewahrungszwänge

Frau Michaelsen hatte gestern einen großen Streit mit ihrem Partner. Der Anlass war, dass ihr Partner zehn Handtücher mitbrachte, die er als Sonderangebot sehr günstig eingekauft hatte. Was war das Problem? Herr Michaelsen hat einen Sammelzwang. Wenn er irgendwo günstige Angebote sieht, kauft er sie mit dem Gedanken, dass er oder ihm nahestehende Personen dieses Angebot irgendwann einmal gut gebrauchen könnten. Deswegen kann er die Gegenstände auch nicht wieder wegwerfen. Wenn er das versucht, drängen sich Gedanken auf, dass er etwas Wichtiges weggeben würde, er fühlt sich dann sehr schlecht und unruhig. Mittlerweile sind zwei Zimmer in der gemeinsamen Wohnung kaum noch benutzbar, weil sie völlig überfüllt sind. Auch Küche und Bad sind schon sehr vollgestellt. Herr Michaelsen hat seiner Frau schon sehr oft versprochen, keine Sonderangebote mehr zu kaufen, aber wenn er eines sieht, kann er einfach nicht anders. Frau Michaelsen ist gleichzeitig wütend und verzweifelt. Sie fühlt sich in der Wohnung überhaupt nicht mehr wohl, und das Geld ist knapp, weil ihr Partner es immer wieder für neue Sonderangebote ausgibt. Besondere Sorgen macht ihr auch, dass die 9-jährige Tochter sehr darunter leidet, dass alles vollgestellt ist, und sie keine Freundinnen mit nach Hause bringen kann.

Die bis jetzt beschriebenen Zwänge waren Beispiele für gemischte Zwangsgedanken und Zwangshandlungen. Dies kommt am häufigsten vor. Manchmal leidet jemand aber auch an alleinigen Zwangsgedanken ohne Zwangshandlungen.

Beispiel 1 für Zwangsgedanken: aggressive Denkinhalte

Frau Berger leidet unter dem aggressiven Zwangsgedanken, dass sie ihren vier Monate alten Sohn mit einem Messer erstechen könnte. Der Gedanke drängt sich immer wieder auf, obwohl sie versucht, ihn nicht zu denken. Teilweise tauchen auch Bilder auf, wie sie ihren Sohn ersticht. Sie macht sich große Vorwürfe, dass sie so denkt, und hat große Angst, dass sie diesen Gedanken in die Tat umsetzt. Dabei liebt sie ihren Sohn über alles, möchte auf gar keinen Fall, dass ihm Schaden zugefügt wird. Als Vorsichtsmaßnahme hat sie nach und nach alle Messer in den Keller geräumt; außerdem hat sie ihren Alltag so organisiert, dass sie nie mit ihrem Sohn allein ist, sondern ihre Mutter, Freundinnen oder ihr Ehemann da sind. Ihr Ehemann wunderte sich lange Zeit, warum seine Frau nicht mehr mit dem Baby allein sein wollte. Als irgendwann die Belastung zu hoch war, vertraute sie sich ihm an. Er war zuerst sehr geschockt. Auf seine Anregung hin forschte das Ehepaar dann gemeinsam im Internet nach und erfuhr so, dass es sich um eine besonders belastende Form von Zwangsgedanken handelt, die man gut behandeln kann. Diese Information war für beide eine Erleichterung, und sie suchten gemeinsam professionelle Beratung auf.

Beispiel 2 für Zwangsgedanken: magische Denkinhalte

Frau Friedrich sieht auf dem Kalender, dass heute Montag, der 26. ist, und seufzt. Ihr Sohn hat den Zwangsgedanken, dass die 13 eine Unglückszahl ist. Hat ein Datum etwas mit 13 zu tun (unter anderem der 13. und 26. des Monats, aber auch der 13., 26., 39. usw. Tag des Jahres), so macht er an diesem Tag nichts Wichtiges, da er fürchtet, dass dies dann für alle Zeiten mit einem Unglück behaftet sein könnte. An seiner Arbeitsstelle ist heute eine Besprechung angesagt, und sie fürchtet, dass er zu dieser nicht hingehen wird. Der Arbeitgeber, der von der Zwangsstörung nichts weiß, hat sich schon wiederholt beschwert, weil der Sohn bestimmte Aufgaben einfach nicht gemacht hat. Frau Friedrich befürchtet, dass er bald seinen Arbeitsplatz verlieren könnte.

Ebenfalls möglich, wenn auch selten, ist das Auftreten von alleinigen Zwangshandlungen ohne Zwangsgedanken.

Beispiel für Zwangshandlungen: Ordnungszwänge

Heute Abend ist Herr Vias bei seinem Freund zum Fußballschauen eingeladen. Er freut sich auf das gemeinsame Fernsehen, gleichzeitig ist es für ihn aber auch anstrengend, denn der Freund leidet unter Ordnungszwängen. Die ganze Wohnung ist extrem ordentlich, alles hat seinen Platz, millimetergenau und teilweise symmetrisch ausgerichtet. Vermutlich hat er Stunden dazu gebraucht, um diese Ordnung herzustellen. Zum Fußball gibt es immer Chips, aber selbst wenn Herr Vias diese ganz vorsichtig isst, macht der Freund sofort seinen Handstaubsauger an, um mögliche Krümel wegzusaugen. Die Toilette benutzt Herr Vias gar nicht mehr, denn sobald er aus dem Badezimmer kommt, springt der Freund auf und hängt die Handtücher wieder genau so hin, wie sie vorher hingen. Das kann bis zu 20 Minuten dauern. Herr Vias hat seinen Freund schon öfter darauf angesprochen, ob er sein Ordnunghalten nicht übertrieben findet, doch der Freund hat ziemlich gereizt reagiert und nicht darüber sprechen wollen.

Wie Sie an den vielen Beispielen sehen konnten, gibt es ganz unterschiedliche Arten von Zwängen. Die meisten Betroffenen leiden außerdem meistens nicht nur unter einer Art von Zwängen, sondern unter mehreren. Es kommt auch vor, dass die Symptome im Laufe der Jahre wechseln, dass einige schwächer werden oder ganz verschwinden und andere neu hinzukommen.

Sie haben nun die häufiger vorkommenden Zwänge kennen gelernt. Wenn in Ihrem Umfeld ein Zwangskranker lebt, haben Sie seine Zwänge in den Beispielen vielleicht schon wiedererkannt. Es gibt aber noch weitere, die in der folgenden Checkliste zusammengestellt sind. Sie wurde für Betroffene geschrieben und gibt einen guten und anschaulichen Überblick, welche Zwänge es gibt. Sie als Angehöriger können diese Liste nutzen, um sich selbst über die Vielfalt der Zwänge zu informieren und um mit dem Betroffenen ins Gespräch über seine Zwänge zu kommen.

Checkliste[4]

Kreuzen Sie die Symptome an, die Sie im Moment an sich beobachten. Ein Stern (*) bedeutet, dass das betreffende Item ein Zwangssymptom sein kann, aber nicht muss. Um zu entscheiden, ob Sie ein bestimmtes Symptom haben, ziehen Sie bitte die Beschreibung bzw. die Beispiele heran.

Zwangsgedanken

Zwangsgedanken mit aggressivem Inhalt

- [ ] 1. Ich habe Angst, ich könnte mir Schaden zufügen.
  Angst, mit Messer und Gabel zu essen; Angst, mit scharfen Gegenständen zu hantieren; Angst, an Glasscheiben vorbeizugehen.
- [ ] 2. Ich habe Angst, ich könnte anderen Schaden zufügen.
  Angst, das Essen anderer Leute zu vergiften; Angst, Babys zu verletzen; Angst, jemanden vor den Zug zu stoßen; Angst, die Gefühle eines anderen zu verletzen; Angst, sich schuldig zu machen, weil man bei einer Katastrophe keine Hilfe leistet; Angst, jemandem durch einen schlechten Ratschlag zu schaden.
- [ ] 3. Ich habe gewalttätige oder grauenvolle Bilder im Kopf.
  Vorstellungen von Gewaltverbrechen, Körpern mit abgetrennten Gliedmaßen oder anderen entsetzlichen Szenen.
- [ ] 4. Ich habe Angst, obszöne oder beleidigende Dinge zu sagen.
  Angst, in öffentlichen Situationen, z. B. in der Kirche, Obszönitäten auszustoßen; Angst, unanständige Wörter oder Sätze zu schreiben.
- [ ] 5. Ich habe Angst, ich könnte etwas anderes Peinliches tun.
  Angst, sich vor anderen zu blamieren.
- [ ] 6. Ich habe Angst, ich könnte einem ungewollten Impuls folgen.
  Angst, an einen Baum zu fahren; Angst, jemanden zu überfahren; Angst, mit einem Messer auf einen Freund einzustechen.
- [ ] 7. Ich habe Angst, ich könnte zum Dieb werden.
  Angst, die Kassiererin im Laden zu betrügen; Angst, wertlose Dinge aus einem Geschäft zu stehlen.
- [ ] 8. Ich habe Angst, ich könnte anderen aus Unvorsichtigkeit Schaden zufügen.
  Angst, einen Unfall zu verursachen, ohne es zu bemerken (wie einen Verkehrsunfall mit Fahrerflucht).

4 Yale Brown Obsessive-Compulsive Scale Symptom Checklist (Baer, 2007)

- ☐ 9. Ich habe Angst, ich könnte daran schuld sein, dass sich irgendwas anderes Furchtbares ereignet.

Zwanghafte Angst vor einer Verseuchung

- ☐ 10. Der Gedanke an körperliche Ausscheidungen beunruhigt mich sehr, bzw. ich empfinde große Abscheu vor ihnen.
  Angst, sich in öffentlichen Toiletten mit Aids, Krebs oder anderen Krankheiten zu infizieren; Angst vor dem eigenen Speichel, Urin, Kot, Samen oder Vaginalsekret.
- ☐ 11. Ich mache mir große Sorgen über Dreck und Bazillen.
  Angst vor Übertragung von Krankheitserregern durch Sitzen auf bestimmten Stühlen, Händeschütteln oder Berühren von Türgriffen.
- ☐ 12. Ich habe übergroße Angst vor Umweltgiften.
  Angst vor Verseuchung durch Asbest oder Radon; Angst vor radioaktiven Stoffen; Angst vor Dingen, die aus Städten mit Giftmülldeponien kommen.
- ☐ 13. Ich habe große Angst vor bestimmten Haushaltsreinigern.
  Angst vor giftigen Küchen- oder Sanitärreinigern, Lösungsmitteln, Insektensprays oder Terpentin.
- ☐ 14. Ich habe große Angst davor, mit Tieren in Berührung zu kommen.
  Angst, mich über ein Insekt, einen Hund, eine Katze oder ein anderes Tier mit einer Krankheit zu infizieren.
- ☐ 15. Klebstoffe oder andere klebrige Materialien verursachen mir großes Unbehagen.
  Angst vor Krankheitserregern oder Giften, die an Klebeflächen oder anderen klebrigen Substanzen haften können.
- ☐ 16. Es macht mir große Sorgen, dass ich mich irgendwo anstecken oder krank werden könnte.
  Angst, durch eine Infektion oder Verseuchung nach kürzerer oder längerer Zeit schwer zu erkranken.
- ☐ 17. Ich bin besorgt darüber, dass ich andere anstecken könnte.
  Angst, nach Kontakt mit giftigen Stoffen (z.B. Benzin) oder nach Berührung bestimmter Stellen des eigenen Körpers andere anzufassen oder für sie Mahlzeiten zuzubereiten.

Zwangsgedanken mit sexuellem Inhalt

- ☐ 18. Ich habe verbotene oder perverse sexuelle Gedanken, Vorstellungen oder Impulse.
  Belastende sexuelle Gedanken, die sich auf Fremde, Freunde oder Familienmitglieder beziehen.

- [ ] 19. Ich habe sexuelle Zwangsvorstellungen, in denen Kinder oder eigene enge Verwandte (Inzest) eine Rolle spielen.
  Ungewollte Gedanken, Sie würden eigene oder andere Kinder sexuell belästigen.
- [ ] 20. Ich habe Zwangsgedanken, die Homosexualität betreffen.
  Zweifel wie „Bin ich homosexuell?" oder „Was, wenn ich plötzlich schwul werde?", obwohl es keine Grundlage für solche Gedanken gibt.
- [ ] 21. Ich habe Zwangsgedanken, die sich um sexuelle Übergriffe gegen andere Personen drehen.
  Belastende Vorstellungen über gewalttätige sexuelle Annäherungen an erwachsene Fremde, Bekannte oder Familienmitglieder.

Zwangsgedanken über das Sammeln und Aufbewahren von Gegenständen

- [ ] 22. Ich habe Zwangsgedanken, die das Aufheben und Sammeln von Sachen betreffen.
  Angst davor, etwas scheinbar Unwichtiges wegzuwerfen, was man in Zukunft noch einmal gebrauchen könnte; der Drang, unterwegs Gegenstände aufzuheben und wertlose Dinge zu sammeln.

Zwangsgedanken mit religiösem Inhalt

- [ ] 23. Ich mache mir Sorgen, etwas tun zu können, was ein Vergehen gegen meinen Glauben darstellen würde.
  Angst, gotteslästerliche Dinge zu denken oder zu sagen bzw. dafür bestraft zu werden.
- [ ] 24. Ich habe übermäßig strenge Moralvorstellungen.
  Die Sorge, auch wirklich immer „das Richtige" zu tun; Angst, gelogen oder jemanden betrogen zu haben.

Zwanghaftes Bedürfnis nach Symmetrie und Genauigkeit

- [ ] 25. Ich habe Zwangsgedanken über Symmetrie und Genauigkeit.
  Die Sorge, Bücher könnten unordentlich im Regal stehen oder Zeitungen nicht ordentlich aufeinander liegen; Angst, dass die Handschrift oder angestellte Berechnungen unvollkommen sind.

Andere Zwangsgedanken

- [ ] 26. Ich habe das Gefühl, bestimmte Dinge unbedingt wissen oder mir merken zu müssen.
  Die Überzeugung, man müsste sich bestimmte, unwichtige Dinge merken wie Nummernschilder, die Namen von Schauspielern in Fernsehfilmen, alte Telefonnummern oder Sprüche von Autoaufklebern oder T-Shirts.

- ☐ 27. Ich fürchte mich davor, bestimmte Dinge zu sagen.
  Angst, bestimmte Wörter zu benutzen (z. B. die Zahl 13), da sie Unglück bringen könnten; Angst, etwas Respektloses über einen Toten zu sagen.
- ☐ 28. Ich habe Angst davor, etwas Falsches zu sagen.
  Angst, nicht das zu sagen, was man sagen will, oder sich nicht richtig auszudrücken.
- ☐ 29. Ich habe Angst davor, Dinge zu verlieren.
  Angst, die Brieftasche oder unwichtige Gegenstände wie ein Stück Papier zu verlieren.
- ☐ 30. Lästige (neutrale) Gedanken dringen in mein Bewusstsein ein.
  Nichtssagende, aber störende Vorstellungen, die sich einem aufdrängen.
- ☐ 31. Ich fühle mich durch lästige und sinnlose imaginäre Geräusche, Wörter oder Musik gestört, die in mein Bewusstsein eindringen.
  Wörter, Lieder oder Geräusche, die sich nicht abstellen lassen.
- ☐ 32. *Bestimmte Klänge oder Geräusche stören mich.
  Sich stark durch Geräusche wie laut tickende Uhren oder Stimmen aus einem anderen Zimmer, die einen vom Schlafen abhalten, gestört fühlen.
- ☐ 33. Ich habe Glückszahlen und Unglückszahlen.
  Gedanken, die sich um bestimmte Zahlen (z. B. die 13) drehen und einen veranlassen, Dinge soundso oft zu tun oder mit etwas so lange zu warten, bis die „richtige" Uhrzeit dafür da ist.
- ☐ 34. Bestimmte Farben haben eine besondere Bedeutung für mich.
  Angst, Gegenstände mit einer bestimmten Farbe zu benutzen (z. B. weil Schwarz für den Tod und Rot für Blut und Verletzung stehen).
- ☐ 35. Ich habe abergläubische Ängste.
  Angst, an Friedhöfen, Leichenwagen oder schwarzen Katzen vorbeizugehen; Angst vor „Todesboten".

Zwangsgedanken, die um bestimmte körperliche Aspekte kreisen

- ☐ 36. Ich beschäftige mich sehr mit der Gefahr, von Krankheiten befallen zu werden.
  Angst, Krebs, Aids, eine Herzkrankheit oder etwas anderes zu haben, obwohl der Arzt sagt, dass alles in Ordnung sei.

☐ 37. *Ich mache mir Sorgen, dass etwas mit meinem Körper oder meinem Äußeren nicht stimmt (körperdysmorphe Störung).
Die Befürchtung, an Gesicht, Ohren, Nase, Augen oder irgendeinem anderen Teil des Körpers fürchterlich entstellt zu sein, obwohl andere einem versichern, dass dies nicht so sei.

Zwangshandlungen

☐ 38. Das Händewaschen nimmt bei mir unverhältnismäßig viel Zeit in Anspruch oder ist mit einem bestimmten Ritual verbunden.
Viele Male am Tag die Hände waschen oder langes Händewaschen nach der – tatsächlichen oder vermeintlichen – Berührung eines unreinen Gegenstandes. Dies kann sich auch auf die Arme bis zu den Schultern erstrecken.

☐ 39. Ich habe übertriebene oder mit ganz bestimmten Ritualen verbundene Gewohnheiten, die das Duschen, Baden, Zähneputzen, Kämmen und Schminken oder das Benutzen der Toilette betreffen. Handlungen, die der Körperpflege dienen, z. B. duschen oder baden, dauern Stunden. Wird die Abfolge unterbrochen, muss u. U. wieder ganz von vorn begonnen werden.

☐ 40. Ich habe zwanghafte Gewohnheiten, die die Reinigung verschiedener Dinge im Haushalt betreffen.
Übermäßiges Säubern von Wasserhähnen, Toiletten, Fußböden, Küchentischen oder Küchenutensilien.

☐ 41. Ich treffe andere Vorkehrungen, um nicht mit Krankheitserregern in Berührung zu kommen.
Familienangehörige darum bitten, Insektenvernichtungsmittel, Müll, Benzinkanister, rohes Fleisch, Farben, Lack, Medikamente aus der Hausapotheke oder Katzendreck anzufassen bzw. wegzuschaffen, anstatt es selbst zu tun. Möglicherweise werden Handschuhe verwendet, wenn sich der Umgang mit diesen Dingen nicht vermeiden lässt.

Kontrollzwänge

☐ 42. Ich muss kontrollieren, ob ich niemandem Schaden zugefügt habe.
Kontrollieren, ob man jemanden verletzt hat, ohne es zu bemerken. Andere bitten, zu bestätigen, dass alles in Ordnung ist, oder anrufen, um zu fragen, wie es ihnen geht.

- 43. Ich überprüfe, ob ich mich selbst verletzt habe.
  Nach Blut oder Verletzungen suchen, wenn man mit scharfen oder zerbrechlichen Gegenständen hantiert hat. Häufige Arztbesuche, um sich bestätigen zu lassen, dass man unverletzt ist.
- 44. Ich überprüfe, ob sich etwas Furchtbares ereignet hat.
  Die Zeitungen nach Berichten von Katastrophen durchforsten, die man selbst verursacht zu haben glaubt (oder im Fernsehen auf solche Berichte warten). Andere fragen, ob man nicht einen Unfall verursacht hat.
- 45. Ich kontrolliere, ob ich keine Fehler gemacht habe.
  Mehrfaches Überprüfen von Türschlössern, Küchenherden und elektrischen Anschlüssen vor Verlassen des Hauses; mehrfaches Überprüfen des Gelesenen, Geschriebenen oder Berechneten, um sicherzugehen, dass einem kein Fehler unterlaufen ist.
- 46. Meine Zwangsgedanken über verschiedene Dinge, die mit meiner gesundheitlichen Verfassung oder meiner äußeren Erscheinung zu tun haben, veranlassen mich, zu überprüfen, ob alles mit mir in Ordnung ist.
  Sich von Freunden oder Ärzten bestätigen lassen, dass man keinen Herzanfall hat oder Krebs bekommt; häufiges Puls-, Blutdruck- oder Temperaturmessen; überprüfen, ob man schlecht riecht; sein Spiegelbild überprüfen und nach hässlichen Merkmalen absuchen.

Wiederholzwänge

- 47. Ich muss Dinge immer wieder neu schreiben oder lesen.
  Stunden brauchen, um ein paar Seiten eines Buches zu lesen oder einen kurzen Brief zu schreiben; besorgt sein, dass man nicht versteht, was man gerade gelesen hat; den hundertprozentig passenden Ausdruck oder Satz finden wollen; sich zwanghaft auf die äußere Form bestimmter gedruckter Buchstaben in einem Buch konzentrieren müssen.
- 48. Ich muss bestimmte Routinehandlungen immer mehrfach durchführen.
  Zahlreiche Wiederholungen von Handlungen durchführen, z.B. beim Ein- und Abschalten von Geräten, Haare-Kämmen oder Betreten und Verlassen eines Raumes; sich unwohl fühlen, wenn man diese Wiederholungen unterlässt.

Zählzwänge

☐ 49. Ich habe Zählzwänge.
Dinge zählen wie Decken- oder Fußbodenfliesen, Bücher im Regal, Nägel in der Wand oder sogar Sandkörner am Strand; mitzählen, wenn man bestimmte Dinge wiederholt, wie z. B. das Waschen einzelner Körperpartien.

Ordnungszwänge

☐ 50. Ich habe OrdnungszwängePapiere oder Stifte auf dem Schreibtisch oder Bücher im Regal ordnen; Stunden damit verbringen und sich darüber aufregen, wenn diese Ordnung gestört wird.

Hort- und Sammelzwänge

☐ 51. Ich habe den Zwang, Dinge zu horten und zu sammeln.
Aufbewahren alter Zeitungen, Notizen, Dosen, Papiertücher, Verpackungen und Flaschen, aus der Sorge, man könnte sie eines Tages einmal benötigen; unnütze Dinge von der Straße auflesen oder aus Mülleimern herausholen.

Andere Zwangshandlungen

☐ 52. Es gibt Rituale, die ich im Geiste ausführe (andere als Zählen oder Kontrollieren).
Im Kopf Rituale ausführen, z. B. Gebete aufsagen oder einen „guten“ Gedanken denken, um einen „schlechten“ wiedergutzumachen. Der Unterschied zu Zwangsgedanken ist, dass man diese Rituale einsetzt, um eine Angst zu bekämpfen oder um sich besser fühlen zu können.

☐ 53. Ich muss anderen Menschen bestimmte Dinge sagen oder gestehen oder ihnen bestimmte Fragen stellen.
Andere Leute bitten, zu bestätigen, dass alles in Ordnung ist; Taten gestehen, die man niemals begangen hat; glauben, man müsste anderen Leuten bestimmte Sachen sagen, um sich besser zu fühlen.

☐ 54. Ich muss Dinge berühren, beklopfen oder an ihnen reiben.
Dem Drang nachgeben, rauhe oder heiße Oberflächen (z. B. Holz oder Herdplatten) zu berühren oder andere Leute im Vorübergehen zu streifen; glauben, man müsse einen bestimmten Gegenstand wie den Telefonapparat berühren, um die Erkrankung eines Familienangehörigen zu verhindern.

- ☐ 55. Ich treffe Vorkehrungen (andere als Kontrollhandlungen), um Schaden von mir oder anderen abzuwenden oder das Eintreten furchtbarer Dinge zu verhindern.
  Sich von scharfen oder zerbrechlichen Dingen wie Messern, Scheren oder Glas fernhalten.
- ☐ 56. Das Einnehmen von Mahlzeiten ist bei mir mit ganz bestimmten Ritualen verknüpft.
  Nicht in der Lage sein, mit einer Mahlzeit zu beginnen, ehe alles auf dem Tisch in eine bestimmte Anordnung gebracht ist; beim Essen strikt auf die Einhaltung eines bestimmten Rituals achten; nicht essen können, bevor die Zeiger der Uhr nicht genau auf einem bestimmten Punkt stehen.
- ☐ 57. Ich habe abergläubische Verhaltensweisen.
  Nicht mit einem Bus oder einer Bahn fahren, deren Nummer eine „Unglückszahl“ (z. B. die 13) enthält; am 13. des Monats nicht aus dem Haus gehen; Kleidungsstücke fortwerfen, die man beim Vorbeigehen an einem Friedhof oder einer Leichenhalle getragen hat.
- ☐ 58. *Ich reiße mir die Haare heraus (Trichotillomanie).
  Mit den Fingern oder einer Pinzette Kopfhaare, Wimpern, Augenbrauenhärchen oder Schamhaare herausziehen. Dabei können kahle Stellen entstehen, die einen zum Tragen einer Perücke zwingen.

1.2 Was ist normal, wann beginnt ein Zwang?

Beim Lesen des **Kapitels 1.1 „Was ist eine Zwangsstörung? Welche Arten von Zwängen gibt es?“** haben Sie vielleicht an manchen Stellen gedacht: „Mensch, das kenne ich doch von mir!“, und sich gefragt, ob Sie jetzt auch Zwänge haben. Das ist nicht verwunderlich, denn viele Zwangssymptome finden sich in milder Form auch im Alltag. Die Sorgen vor der Abreise in einen längeren Urlaub, ob man Geld, Schlüssel und Personalausweis eingesteckt hat, und das wiederholte Kontrollieren der Tasche wurden ja schon genannt. Andere kontrollieren eine wichtige Mail mehrere Male auf Fehler, auch wenn sie spätestens beim dritten Lesen wissen, dass das eigentlich übertrieben ist. Viele Menschen setzen sich nicht auf eine öffentliche Toilette, selbst wenn diese gerade gereinigt wurde, weil sie doch befürchten, sich mit einer Krankheit zu infizieren. Andere fühlen sich unbehaglich, wenn sie etwas essen, direkt nachdem sie Geld in der Hand hatten (obwohl das Geld sauber aussieht). Viele Leute macht es „kribbelig“, wenn sie ein Bild schief hängen sehen, und sie können nur schwer widerstehen, es wieder gerade zu richten. Es gibt Büchersammler, deren Wohnung voll mit Büchern ist, die sie vermutlich nie alle werden lesen können, von denen sie sich aber nicht trennen können, obwohl der Platz knapp ist. Andere haben einen übervollen Kleiderschrank, können sich aber nicht entschließen, überflüssige und lange nicht getragene Kleidung in die Altkleidersammlung zu geben, weil sie denken, dass sie sie vielleicht ja doch noch einmal anziehen werden. Und wenn Sie im Flugzeug sitzen, so werden Sie feststellen, dass es oft keine Reihe mit der Nummer 13 gibt – obwohl das doch eigentlich nur ein Aberglaube ist.

Beispiele für Zwänge sind das nicht. Es handelt sich eher um Gewohnheiten, manchmal vielleicht auch um eine kleine „Macke“, die jeder Mensch haben kann. Diejenige, die sie hat, sagt: „Das gehört zu mir dazu, so bin ich eben.“ Sie leidet nicht darunter und will auch nichts daran ändern. Bestimmte Einstellungen und Verhaltensweisen sind außerdem Ausdruck persönlicher Vorlieben und Wertvorstellungen. Manche Leute freuen sich daran, wenn andere sagen, dass man bei ihnen in der Wohnung vom Fußboden essen kann, weil es so sauber ist. Andere wiederum finden so viel Reinlichkeit deutlich übertrieben. Einer wäscht sich vor und nach dem Essen die Hände, während ein anderer sich nur dann die Hände wäscht, wenn er sie bekleckert hat. Sehr gewissenhafte Menschen kontrollieren einen Brief lieber dreimal daraufhin, ob Rechtschreibfehler enthalten sind, andere finden das überzogen und sehen einmal oder auch gar nicht nach. Genauso gibt es sehr ordentliche Leute, die beispielsweise immer alles gleich aufräumen, und andere, die das als pedantisch oder pingelig empfinden.

Bei einer Zwangsstörung handelt es sich nicht mehr um liebgewordene Gewohnheiten, Wertvorstellungen und Vorlieben oder auch persönliche Eigenheiten. Der Betroffene sagt nicht: „Das gehört zu mir und soll so bleiben.“, sondern: „Diese Gedanken kommen zwar von mir, aber sie drängen sich mir auf, sind übertrieben und ich will sie nicht haben.“ oder: „Diese Handlungen will ich gar nicht ausführen, ich mache sie sehr ungern, aber ich kann mich kaum dagegen wehren.“ Betroffene leiden unter ihren Zwängen und versuchen in der Regel, Widerstand dagegen zu leisten. Nur wenn jemand schon über einen sehr langen Zeitraum Zwänge hat, kann es sein, dass er sich fast damit arrangiert hat und es aufgegeben hat, Widerstand zu leisten. Ein Merkmal von Zwängen ist außerdem, dass sie viel Zeit kosten und es dadurch zu Schwierigkeiten und Problemen in der Ausbildung, im Beruf oder im Privatleben kommen kann. Mit Hilfe der folgenden Punkte können Sie im Allgemeinen recht gut feststellen, ob es sich um Zwänge oder noch um normales Verhalten handelt.

Wann beginnt ein Zwang?

1. Die Betroffenen finden die Gedanken und/oder Handlungen übertrieben oder unsinnig.
2. Die Gedanken lassen sich nicht ignorieren und der Ausführung der Handlungen kann nur schwer Widerstand entgegensetzt werden.
3. Die Betroffenen leiden darunter, die Gedanken und/oder Handlungen nehmen viel Zeit in Anspruch (mehr als eine Stunde pro Tag) und ihre Aktivitäten sind dadurch beeinträchtigt.

Manchmal ist die Unterscheidung allerdings nicht ganz einfach, weil Übergänge fließend sein können. Was der eine als „ganz normal" empfindet, kann für den anderen schon deutlich übertrieben und ein Zwang sein. Zum Beispiel: Jemand sortiert seine Kleidung im Schrank mit viel Zeitaufwand nach Form und Farbe, andere legen sie einfach irgendwie ab; mancher geht zum Einkaufen, während zu Hause seine Waschmaschine läuft, andere haben Angst, dass dann Wasser auslaufen könnte, und bleiben daher in der Zeit zu Hause. Diese oder ähnliche Beispiele kennen Sie sicher aus Ihrer Familie oder aus Ihrem Bekanntenkreis. Problematisch kann es dann werden, wenn Sie als Angehöriger der Ansicht sind, dass der andere einen Zwang hat, während der Betroffene das nicht hören will, weil er daran nichts ändern möchte. Auf diese manchmal sehr schwierige Situation werden wir in **Kapitel 4 „Wie können Sie dem Betroffenen helfen?"** näher eingehen.

1.3 Unterscheidung von anderen psychischen Erkrankungen

Zwangsstörungen weisen Ähnlichkeiten mit einer Reihe anderer psychischer Erkrankungen auf, werden manchmal auch mit diesen verwechselt oder treten gleichzeitig auf. Einige der wichtigsten dieser Krankheiten beschreiben wir im Folgenden. Wenn Sie sich unsicher sind, ob der Betroffene wirklich eine Zwangserkrankung hat oder ob eine andere Erkrankung oder eine Kombination von beiden vorliegt, so sollten Sie mit ihm und möglicherweise auch mit einem Arzt oder einer Psychologin darüber sprechen, denn je nach Erkrankung braucht der Betroffene unterschiedliche Unterstützung oder Behandlung.

Depressionen

Häufige Merkmale von Depressionen

Seit mindestens 2 Wochen:

- Gedrückte Stimmung und wenig oder kein Empfinden von Freude
- Verminderter Antrieb, Verlust von Energie, erhöhte Ermüdbarkeit
- Interessenverlust, pessimistische Sicht der Zukunft
- Gefühle von Wertlosigkeit, vermindertes Selbstvertrauen
- Appetitminderung und Schlafstörungen

Eine Ähnlichkeit zu Zwangserkrankungen besteht insofern, als bei beiden Erkrankungen negative Gedanken und Grübeln oft im Vordergrund stehen. Man spricht bei Depressionen auch von „zwanghaftem Grübeln“, wenn die Betroffenen gedanklich immer wieder um negative Themen kreisen. Im Unterschied zu Zwangskranken betrachten Depressive ihre Gedanken jedoch nicht als unsinnig und persönlichkeitsfremd, sondern halten sie für begründet, auch wenn sie darunter leiden. Bei etwa der Hälfte der Betroffenen von Zwangsstörungen besteht gleichzeitig auch eine Depression. Meistens fing die Zwangsstörung dann schon vor der Depression an. Die depressiven Symptome können in diesen Fällen oft als Reaktion auf die Erschöpfung, Resignation und Einschränkung der Lebensqualität verstanden werden, die durch die Zwänge entstanden sind. Wenn es dem Betroffenen mit der Zeit gelingt, seine Zwänge zu vermindern (z. B. in Selbsthilfe, mit Unterstützung von Familienangehörigen, Partnern oder Freundinnen oder auch im Rahmen einer professionellen Therapie), kann sich auch die Depression wieder auflösen, da er wieder mutiger wird und mehr Energie hat, seine Probleme aktiv anzugehen, und die Belastung durch die Zwänge geringer ist.

In anderen Fällen kann auch die Depression zuerst auftreten. Zwänge können dann ein Symptom dieser Depression sein (diese Depressionsform wird auch als anankastische, das heißt zwanghafte, Depression bezeichnet). Oder die Zwänge führen dazu, dass der Betroffene seine Depression nicht so stark wahrnimmt: vor lauter Zwangsgedanken und -handlungen spürt er die depressiven Gefühle weniger intensiv.

Eine schwere Depression kann für die Bewältigung einer Zwangsstörung ein Problem darstellen, wenn dem Betroffenen hierdurch die Energie und das notwendige Durchhaltevermögen fehlen, um den Zwang zu bekämpfen. Wenn ein Betroffener aufgrund seiner depressiven Resignation kleine Fortschritte bei der Zwangsbewältigung nicht als Erfolge bewerten kann und alles mehr oder weniger pessimistisch sieht, ist es schwer, dem Zwang konsequent Widerstand zu leisten. In so einem Fall werden daher, wenn eine professionelle Therapie stattfindet, nicht nur die Zwänge, sondern auch die Depression ins Zentrum der Behandlung gestellt.

Angststörungen

Ein wenig ähneln manche Zwangssymptome einer bestimmten Gruppe von Angsterkrankungen, den sogenannten Phobien.

Typische Merkmale von Phobien

- Übertriebene Ängste vor eng umschriebenen Situationen und Objekten, z. B. Menschenmengen, Fahrstühlen, Spinnen oder anderen Tieren und/oder
- Übertriebene Ängste vor Situationen mit anderen Menschen (Befürchtung, sich zu blamieren)
- Die angstauslösenden Situationen und Objekte sind im Allgemeinen ungefährlich
- Die Situationen werden möglichst vermieden

Im Unterschied zu Zwangsstörungen sind bei Phobien die angstauslösenden Situationen in der Regel umgrenzter, und die Angst geht schneller zurück, wenn die Situation verlassen wird (z. B. „Flucht“ aus dem Keller, in dem eine Spinne sitzt, mit sofortigem Verschwinden des Angstgefühls). Menschen mit Phobien können ihre Angst außerdem allein durch Fluchtverhalten bewältigen, während Zwangskranke meist weitere Maßnahmen (Zwangshandlungen) ergreifen müssen. Beispielsweise reicht es einer Zwangskranken mit Ängsten vor Keimen meist nicht, diesen einfach aus dem Weg zu gehen. Sie muss sich zusätzlich viele Male die Hände waschen, weil sie sich nicht sicher ist, ob sie nicht doch Keime an den Händen hat.

Beispiel einer Verwechslung von Angst- und Zwangsstörung

Frau Walser, eine 21 Jahre alte Studentin, hatte nach dem versehentlichen Berühren der Klinke einer öffentlichen Toilette zunehmend die Angst, dass sie sich dadurch mit dem Aids-Erreger infizierte. Sie ging notfallmäßig zu einem Arzt, der eine Angststörung diagnostizierte: eine sogenannte „Aids-Phobie". Was sie ihrem Arzt aus Scham nicht erzählt hatte, war, dass sie wegen ihrer Aids-Befürchtungen sehr häufig duschte und Hände wusch, zuletzt mehrere Stunden am Tag, obwohl ihr außerhalb ihrer Angstzustände eigentlich klar war, dass sie sich nicht mit Aids infiziert haben konnte. Daher war die Diagnose „Aids-Phobie" falsch. Frau Walsers Gedanken, sich durch die Berührung von Gegenständen mit Aids zu infizieren, sind als Zwangsgedanken zu bewerten, die intensive Ängste bei ihr auslösen, wegen derer sie dann übermäßig häufig Hände wäscht und duscht (= Zwangshandlungen). Sie leidet unter einer Zwangsstörung.

Ein weiterer Unterschied zwischen Angst- und Zwangsstörungen ist bei vielen Betroffenen die Art, wie sie ihre Gefühle bei Kontakt mit der gefürchteten Situation erleben: Patienten mit einer Phobie schildern meist ein intensives Angstgefühl bis hin zur Panik, während Patienten mit Zwangsstörungen ein eher diffuses Angstgefühl oder auch keine Angst, aber eine kaum auszuhaltende innere Spannung, ein Unwohlsein oder Ekelgefühle beschreiben.

Schizophrenien und wahnhafte Störungen

Schizophrenien, wahnhafte Störungen und ähnliche Erkrankungen werden den sogenannten Psychosen zugeordnet. Es handelt sich um eine Gruppe von verschiedenen Krankheiten, die zum Teil sehr unterschiedlich sein können.

Typische Merkmale von Schizophrenien und ähnliche Erkrankungen

- Störungen des Denkens, dieses erscheint verwirrt, der Betroffene hat das Gefühl, dass seine Gedanken nicht von ihm kommen, sondern von außen in den Kopf eingegeben werden
- Wahnvorstellungen, also Ideen, die nichts mit der Realität zu tun haben, von denen die Betroffenen aber 100 %ig überzeugt sind (z. B. verfolgt zu werden oder übernatürliche Kräfte zu besitzen)
- Halluzinationen, z. B. Hören von Stimmen, obwohl niemand in der Nähe ist
- Mangelnde Intensität von Gefühlen, fehlende Leistungsfähigkeit, Zurückgezogenheit, das Fehlen von Aktivitäten und Fähigkeiten, die normalerweise vorhanden sind

Für den richtigen Umgang mit der Erkrankung ist es sehr wichtig, eine Zwangsstörung von einer Psychose zu unterscheiden. Für das Vorliegen einer Zwangsstörung und gegen eine Psychose sprechen zum einen der vorhandene Realitätsbezug von Menschen mit einer Zwangsstörung und zum anderen ihre Einsicht in die Sinnlosigkeit oder Übertriebenheit der Zwänge. Dies lässt sich am Beispiel eines Kontrollzwanges verdeutlichen:

Beispiel zu Unterschieden von Zwangsstörungen und Psychosen

Herr Süßmann, ein Zwangskranker mit Kontrollzwängen, überprüft stundenlang die Haustür und alle Fenster. Er befürchtet, dass diese sonst durch seine Schuld versehentlich offen bleiben, es deswegen in die Wohnung regnet und dadurch ein großer Schaden entsteht. Er erkennt aber, zumindest wenn er in Ruhe darüber nachdenkt, dass seine Befürchtungen und Handlungen übersteigert sind.
Herr Morikow, der unter einer wahnhaften Störung (einer Psychose) leidet, hat diesen Bezug zur Realität nicht: Er ist dauerhaft und felsenfest

davon überzeugt, dass er verfolgt wird und deswegen die Tür mit mehreren Schlössern verriegeln und sie sowie die Fenster immer wieder kontrollieren muss. Ansonsten, da ist er sich sicher, würden seine Verfolger heimlich in seine Wohnung kommen, das Telefon anzapfen, ihn abhören – mit dem Ziel, ihn „fertig zu machen".

Diese klare Abgrenzung kann aber in Einzelfällen schwierig sein, da der Grad der Einsicht in die Übertriebenheit oder Sinnlosigkeit der Zwänge bei einem Teil der Zwangskranken gering ist. Verkomplizierend kommt hinzu, dass nicht wenige Betroffene einer Psychose gleichzeitig Zwangssymptome haben. In solchen Fällen ist daher eine genaue Untersuchung durch einen erfahrenen Therapeuten besonders wichtig. Wenn einmal die Diagnose einer Zwangsstörung feststeht, brauchen Sie aber keine Angst davor zu haben, dass sich diese irgendwann zu einer Psychose entwickelt. Das Risiko, an einer Psychose zu erkranken, ist für Menschen mit Zwangsstörungen genau das gleiche wie für alle anderen Menschen auch. Das ist wichtig zu wissen, da manche Betroffenen starke Angst davor haben, den Kontakt zur Realität zu verlieren bzw. – wie es einmal ein Betroffener formulierte – „bald völlig verrückt" zu werden. Diese Sorge ist unberechtigt: Zwangskranke behalten ihren „gesunden Menschenverstand".

Störungen der Impulskontrolle

Unter die Störungen der Impulskontrolle, von denen einige auch als Zwangsspektrumsstörungen bezeichnet werden, fallen eine ganze Reihe von Erkrankungen wie exzessives Spielen von Computer-, Internet- oder Glücksspielen („Spielsucht"), zwanghaftes Kaufen („Kaufsucht") oder Stehlen (Kleptomanie). Auch das zwanghafte Haareausreißen (Trichotillomanie) fällt in diese Kategorie. Gemeinsam sind ihnen die folgenden Merkmale:

Häufige Merkmale von Impulskontrollstörungen

- Starker Drang, ein bestimmtes Verhalten zu zeigen
- Wenig Kontrolle darüber, aufhören zu können
- Schädliche Folgen des Verhaltens (z. B. hohe Schulden aufgrund von dauerndem Glücksspielen)

Menschen, die unter einer dieser Erkrankungen leiden, sagen häufig, dass sie sich wie unter einem Zwang fühlen, das Verhalten zeigen zu müssen (z. B. im Internet zu spielen). Trotzdem spricht man hier nicht von einer Zwangserkrankung. Ein wichtiger Unterschied zur Zwangsstörung ist, dass die meisten Menschen mit Impulskontrollstörung ihr Verhalten zumindest zeitweise angenehm finden, z. B. gern stundenlang am Computer sitzen, und vor allem unter den Folgen leiden (z. B. Vereinsamung oder Verschuldung). Andere erleben einen eher suchtartigen Ablauf: Sie nehmen sich vor, das an und für sich angenehme Verhalten (z. B. spannendes Glücksspielen) zeitlich einzugrenzen, verlieren aber die Kontrolle und können kaum noch damit aufhören. Zwangskranke dagegen empfinden nicht nur die Folgen, sondern auch ihre Zwänge selbst als sehr unangenehm, haben beispielsweise kein Vergnügen daran, immer wieder ihre Kontrollrituale auszuführen. Störungen der Impulskontrolle und Zwangserkrankungen treten allerdings manchmal auch gleichzeitig auf. Sie können in einem Zusammenhang stehen, wenn z. B. zwanghaftes Kaufen eines der wenigen „Vergnügen" ist, das einem Betroffenen von Zwängen noch bleibt.

Zwanghafte Persönlichkeitsstörung

Die zwanghafte Persönlichkeitsstörung wird nicht selten mit der Zwangsstörung verwechselt.

Merkmale einer zwanghaften Persönlichkeitsstörung

Einige typische Eigenschaften oder Verhaltensweisen, die seit der Kindheit oder Jugend dauerhaft vorliegen:

- Arbeit und Leistungen stehen stark im Vordergrund, Vergnügen und Beziehungen zu anderen Menschen werden vernachlässigt
- Gewissenhaftigkeit und Perfektionismus
- Ausgeprägter Eigensinn („Sturkopf") und Pedanterie
- Ständige Beschäftigung mit Listen, Regeln oder Details

Im Unterschied zu Zwangserkrankungen handelt es sich bei der zwanghaften Persönlichkeitsstörung um Eigenschaften oder Verhaltensweisen, die die Betroffene als zu sich gehörig bewertet. Zwangssymptome werden dagegen von den Betroffenen als unsinnig und quälend empfunden, wie Symptome einer Krankheit. Dass beide Störungen so häufig miteinander verwechselt werden, ist auch historisch bedingt. Früher nahm man an, dass Zwangskranke typischerweise ordentlich, sparsam und eigensinnig sind. Es wurde eine enge Verbindung zwischen diesen Persönlichkeitseigenschaften und der Zwangserkrankung vermutet. Heute wissen wir aber, dass dies nur bei einem Teil der Zwangskranken zu beobachten ist, aber längst nicht bei allen. Und es gibt auch viele Menschen, die diese Persönlichkeitseigenschaften haben, bei denen jedoch keine Zwangsstörung vorliegt.

1.4 Zusammenfassung

Zwangsgedanken sind aufdringliche Vorstellungen, Gedanken oder Impulse, die sich nicht unterdrücken lassen und dem Betroffenen als unsinnig oder übertrieben vorkommen. Sie lösen Ängste, Anspannung, Ekel oder Unbehagen aus. Zwangshandlungen sind ständig wiederholte Verhaltensweisen, zu denen sich der Betroffene gedrängt fühlt, obwohl er sie für unsinnig oder übertrieben hält. Zwangshandlungen sollen häufig durch Zwangsgedanken ausgelöste Ängste, Anspannungsgefühle, Ekel oder Unbehagen verringern.

Von einer Zwangsstörung spricht man, wenn Zwangsgedanken und Zwangshandlungen (seltener auch nur eines von beiden) auftreten, die die Betroffenen sehr viel Zeit kosten und unter denen sie leiden. Es gibt viele verschiedene Arten von Zwängen, am häufigsten sind Wasch- und Kontrollzwänge sowie Zwangsgedanken mit aggressiven Inhalten. Zusätzlich zu Zwangsstörungen können weitere psychische Erkrankungen bestehen, am häufigsten sind Depressionen.

Die Frage „Ist das noch normal oder ist das schon ein Zwang?“ ist nicht immer ganz einfach zu beantworten, weil Übergänge zwischen persönlichen Eigenheiten, Wertvorstellungen oder auch Gewohnheiten und Marotten auf der einen Seite und Zwängen auf der anderen Seite fließend sind. Zwänge kann man aber in der Regel daran erkennen, dass die Betroffenen sie als nicht zu sich gehörig empfinden, sie nicht haben möchten, sich aber nur schwer oder gar nicht gegen sie wehren können. Nicht nur die Betroffenen leiden unter den Zwängen, sondern in vielen Fällen auch das Umfeld.

2 Wie Zwangsstörungen entstehen und warum sie nicht von alleine wieder verschwinden

Für die meisten Angehörigen ist dieses Thema von großem Interesse, denn viele von ihnen fragen sich immer wieder, ob sie mit zur Erkrankung des Betroffenen beigetragen haben. Besonders häufig betrifft dies Eltern, die sich verantwortlich für die Zwänge ihres Kindes fühlen und verzweifelt überlegen, was sie denn falsch gemacht haben. Dahinter steckt oft die Vorstellung, dass es eine einzige Ursache für Zwangsstörungen gibt, beispielsweise eine falsche Erziehung. Diese Vorstellung ist jedoch widerlegt, man weiß heutzutage, dass verschiedene psychologische und biologische Risikofaktoren eine Rolle bei der Entstehung von Zwangsstörungen spielen. Dabei ist es von Mensch zu Mensch unterschiedlich, welche dieser Faktoren wichtig sind. Sicher ist, dass immer mehrere eine Rolle spielen. Die Erziehung kann also höchstens einer von vielen Einflussfaktoren sein. Im folgenden Kapitel beschäftigen wir uns mit möglichen Risikofaktoren für die Entstehung von Zwangserkrankungen, nämlich den Eltern und anderen nahestehenden Personen (2.1), kritischen Lebensereignissen (2.2), der Persönlichkeit der Betroffenen (2.3) und biologischen Risikofaktoren (2.4). Danach folgen Informationen zur Frage, warum Zwänge nicht von allein wieder verschwinden (2.5), und zum Schluss fassen wir das Wichtigste noch einmal zusammen (2.6).

2.1 Die Eltern und andere nahestehende Personen

Jeder von uns hat im Laufe seines Lebens viele Erfahrungen gemacht, die ihn als Mensch positiv oder negativ geprägt haben. Wichtig ist häufig das Elternhaus, also die Persönlichkeit der Eltern, die Werte und Normen, die sie vermittelt haben. Aber auch andere Personen können einen nachhaltigen Einfluss gehabt haben: Großeltern, Freunde, Lehrerinnen usw. Darüber hinaus können uns auch Lebensereignisse prägen: positive, wie eine Beförderung oder die Geburt eines Kindes, und negative, wie zum Beispiel Krankheiten oder Todesfälle von nahestehenden Personen. Sehen wir uns im Folgenden die Punkte im Hinblick auf ihre Bedeutung als mögliche Risikofaktoren für die Entstehung von Zwangserkrankungen genauer an.

Eltern meinen es fast ausnahmslos gut mit ihren Kindern, sie wollen ihnen helfen, das Beste aus ihrem Leben zu machen, indem sie ihnen das vermitteln und weitergeben, was sie brauchen. Manchmal können aber mit einer guten Absicht auch Probleme für das Kind verbunden sein. Nehmen wir beispielsweise den Wunsch von Eltern, ihren Kindern zu vermitteln, dass gute Leistungen positive Folgen (z.B. Lob) und schlechte Leistungen negative Folgen (z.B. Strafe) haben und dass man für Lob etwas tun muss. Solche Lernerfahrungen sind wichtig, weil man damit im Leben und vor allem im Beruf bessere Chancen hat, es weit zu bringen. Werden diese Erziehungsprinzipien sehr konsequent verfolgt, kann das aber von einem Teil der Kinder anders als von den Eltern beabsichtigt empfunden werden: Zwangskranke berichten uns rückblickend häufig, dass sie ihre Eltern oder einen Elternteil als zu streng und unflexibel empfanden, dass es zu wenig Lob gab und Fehler hart bestraft wurden. Sie hätten bereits als Kinder Angst gehabt, etwas falsch zu machen, und seien lieber auf „Nummer sicher" gegangen. Als Erwachsene haben sie dann immer noch dieses hohe Sicherheitsbedürfnis, und es gibt möglicherweise einen Zusammenhang zwischen diesem und ihrer Zwangssymptomatik. Beispielsweise kontrollieren sie immer wieder, um ganz sicher zu sein, nichts übersehen zu haben, keinen Fehler gemacht zu haben.

Nehmen wir noch ein anderes Beispiel: Eltern möchten ihre Kinder vor negativen Beurteilungen durch andere bewahren und verbieten deswegen vieles, was das Kind gern gemacht hätte, wodurch es aber vielleicht negativ aufgefallen wäre. Einige Zwangskranke berichten rückblickend, dass sie das Verhalten ihrer Eltern in dieser Hinsicht übertrieben fanden. Sie hätten als Kind zu wenig Freiraum und Ermutigung für eigene Entscheidungen bekommen, stattdessen sei von ihnen Gehorsam und Anpassung an das erwartet worden, was die Eltern wollten oder „was sich gehört". Als Erwachsene können so erzogene Menschen Schwierigkeiten haben zu erkennen, was sie möchten und was nicht, und passen sich an andere an. So haben sie nie gelernt, sich gegenüber anderen abzugrenzen, eigene Vorstellungen direkt durchzusetzen. Zwänge können dann ungewollt zum unbewussten „Helfer" bei der Abgrenzung werden. Beispielsweise löst ein Betroffener seine Konflikte mit dem Ehepartner nicht direkt, stattdessen hält der Zwang den Partner auf Distanz und nötigt ihn, sich an bestimmte Regeln zu halten.

Auch auf andere Weise kann das Elternhaus Betroffene geprägt haben: Manche Betroffene stellen fest, dass ein Elternteil von ihnen etwas „zwanghaft" ist, also keine ausgeprägte Zwangsstörung hat, aber Zwänge in milder Form aufweist. Dazu gehört beispielsweise die Mutter, in deren Küche es aussieht wie bei Meister Proper® persönlich, oder der Vater, der beim Weggehen immer dreimal kontrolliert, ob die Haustür richtig abgeschlossen ist. Der Mutter aus dem Beispiel ist es wichtig, dass alles sauber und ordentlich ist, dem Vater ist es wichtig, dass Aufgaben gründlich erledigt und keine Fehler gemacht werden. Beide möchten ihren Kindern ein Vorbild oder ein Modell sein, denn mit einer guten Portion Ordnung und Gründlichkeit kommt man im Leben weiter. Es kann nun aber vorkommen, dass Kinder von diesem Modell zu viel übernehmen, sodass sie später zu einem übertrieben ordentlichen oder sauberen Erwachsenen werden. Modelllernen kann natürlich auch anhand anderer wichtiger Bezugspersonen stattfinden, man denke beispielsweise an den Großvater, der mit im Haushalt wohnt, in dessen Arbeitszimmer immer alles am richtigen Platz liegen muss, und der schimpft, wenn die Enkelin seine „heilige" Ordnung durcheinanderbringt. Auch ihm ist es wichtig, dass seine Enkelin früh lernt, dass Ordnung einem im Leben weiterhilft. Problematisch kann es werden, wenn die Enkelin sich eine übertriebene Neigung zu Ordnung abschaut, die dann ein Risikofaktor für eine spätere Zwangsstörung sein kann. Diese Art von Modelllernen muss aber nicht immer stattfinden. Das können Sie daran erkennen, dass es oft vorkommt, dass jemand beispielsweise zwanghaft ordentliche Eltern hatte, selbst aber nicht besonders ordentlich oder sogar unordentlich ist.

Nicht nur Familienangehörige, auch andere nahestehende Personen können eine wichtige Bedeutung haben: Eine Betroffene berichtete, dass für sie eine Kindergärtnerin prägend war, die immer sehr darauf geachtet hat, dass die Kinder sich ordentlich die Hände waschen und mit schauerlichen Geschichten vor den Gefahren von Bakterien gewarnt hat. Diese Kindergärtnerin habe sicher dazu beigetragen, dass sie ein insgesamt ängstlicher Mensch geworden sei. Als Erwachsene hatte sie dann große Ängste, sich mit einer Krankheit zu infizieren, und entwickelte Waschzwänge. Ein anderer Betroffener wurde als Kind eine Zeitlang sehr häufig von seinen Mitschülern gehänselt. Er selbst vermutete, dass diese Erfahrungen dazu beitrugen, dass er ein eher misstrauischer Mensch wurde, der sich schwertut, Kontakte zu anderen Menschen zu knüpfen. Dies spielte für seine Zwänge insofern eine Rolle, als diese es ihm noch zusätzlich erschwerten, soziale Kontakte zu knüpften, und ihn gleichzeitig von seiner Einsamkeit „ablenkten“: Er war mit ihnen zu sehr beschäftigt, um die Einsamkeit zu spüren. Er selbst sprach davon, dass er zu Hause einen Mitbewohner habe, und meinte damit den Zwang.

Zum Abschluss möchten wir zum Thema „Erziehung durch die Eltern“ noch einmal festhalten, dass Eltern fast immer das Beste für ihre Kinder wollen, manchmal aber, trotz aller Bemühungen, in der Erziehung auch ein Risikofaktor für die Entstehung von Zwangsstörungen liegen kann. Gleichzeitig gibt es aber auch viele Menschen, die sehr unter ihrer Erziehung gelitten, aber keine Zwangsstörung bekommen haben. Und viele Zwangskranke hatten ein harmonisches Elternhaus und wurden von ihren Eltern geliebt und unterstützt. Das Elternhaus kann also nicht „schuld“ an der Entwicklung einer Zwangsstörung sein, es müssen immer viele Einflussfaktoren zusammenkommen.

2.2 Kritische Lebensereignisse

In der Regel sind es eher die negativen Lebensereignisse, die ein Risikofaktor für die Entstehung von Zwangsstörungen sein können. Eine Betroffene berichtet von der Scheidung der Eltern, als sie acht Jahre alt war. Der Scheidung war eine lange Phase von ständigen Streitereien zwischen den Eltern vorausgegangen, und sie selbst hatte immer das Gefühl gehabt, dass sie dafür die Schuld trägt. Später im Leben entwickelte sie Zwangsgedanken, dafür verantwortlich zu sein, dass anderen etwas Schlimmes passiert, weil sie nicht aufmerksam war. Ein anderer Betroffener berichtet von zahlreichen Umzügen in der Kindheit. Er hat das Leben als sehr unberechenbar empfunden. Als Jugendlicher entwickelte er Zwangshandlungen: Auf Veränderungen reagiert er so, dass er stundenlang versuchte, die alte Ordnung wiederherzustellen.

Als grundsätzlich negativ für jeden Menschen, nicht nur für Zwangskranke, sind sexueller Missbrauch, körperliche Misshandlung und andere traumatische Erfahrungen zu bewerten. Auch wenn nicht jeder, der diese Erfahrungen machen muss, später psychische Beschwerden entwickelt, sind diese Erlebnisse doch immer sehr belastend und prägend für ein Kind und stehen manchmal in Zusammenhang mit einer späteren Zwangsstörung.

Es gibt noch viele andere Lebensereignisse, die eine Rolle bei der Entstehung von Zwangsstörungen spielen können. Auch hier gilt, dass man immer individuell bewerten muss, was für eine bestimmte Person wichtig war. Häufig wirken Persönlichkeit und Lebensereignisse in ihrer speziellen Kombination ungünstig: Viele Umzüge in der Kindheit können für ein ängstliches und sensibles Kind beispielsweise problematischer sein als für ein robustes und selbstbewusstes Kind. Andererseits könnte ein ängstliches und sensibles Kind viele Umzüge problemlos verkraften, wenn es eine ganz innige Beziehung zu einem Geschwisterteil hat, die vieles auffängt.

2.3 Die Persönlichkeit des Betroffenen

Viele Faktoren spielen eine Rolle bei der Entwicklung der Persönlichkeit, so auch das angeborene Temperament und die Menschen und Erlebnisse, die einen prägen. Jeder Mensch hat seinen Persönlichkeitsstil, der für ihn charakteristisch ist und ihn unverwechselbar macht. Wir möchten Ihnen diejenigen Stile, die bei Zwangskranken am häufigsten zu finden sind, im Folgenden vorstellen, wobei wir uns an die Beschreibungen von Oldham und Morris (2021) anlehnen. Dabei werden wir auch darauf eingehen, inwiefern diese Eigenschaften unter bestimmten Bedingungen ein Risikofaktor für die Entstehung von Zwangsstörungen sein können.

Der gewissenhafte Stil tritt bei Zwangsstörungen häufig auf. Menschen mit einer starken Portion davon zeichnen sich dadurch aus, dass sie sehr kompetent und tüchtig sind. Sie haben Spaß an der Arbeit, und ihnen ist es sehr wichtig, Aufgaben bestmöglich zu erledigen. Herr Weber ist ein gutes Beispiel dafür. Als Tischler wird er von seinem Arbeitgeber sehr geschätzt, da alles, was er herstellt, höchsten Ansprüchen genügt. Er bleibt abends gern auch mal länger da, um einem Stuhl den letzten Schliff zu geben. Alles bestens zu erledigen ist ihm dann wichtiger als ein pünktlicher Feierabend. Auch in seiner Freizeit möchte er alles so gut wie möglich machen. Wenn man in seinen Garten kommt, kann man prächtige Rosen bewundern. Er erzählt gern, dass diese Rosen einmal Läuse hatten und er jede einzelne von ihnen mit einem Pinsel und Seifenlauge abgewaschen hatte. Dadurch konnte er die Rosen viel besser von den Läusen befreien, als wenn er sie mit einem chemischen Mittel abgespritzt hätte. Dass das Abwaschen jeder einzelnen Rose sehr zeitaufwändig war, hatte ihn gar nicht gestört.

Zu einem Risikofaktor für Zwangsstörungen kann der gewissenhafte Stil werden, wenn diese Eigenschaften zu stark ausgeprägt sind (im Extremfall spricht man dann auch von zwanghafter Persönlichkeitsstörung). Extrem gewissenhafte Menschen haben beispielsweise oft perfektionistische Ansprüche, wollen alles 100 %ig richtig machen. Da hat es dann ein Kontrollzwang leichter, Fuß zu fassen. „Hast Du alles wirklich richtig gemacht? Sieh doch lieber nochmals nach und kontrolliere“, könnte er beispielsweise zu dem Betroffenen sagen. Extrem gewissenhafte Menschen haben häufig auch Schwierigkeiten, sich Freizeit zu gönnen, weil sie immer noch etwas sehen, was sie noch nicht perfekt erledigt haben. Und Überlastung, Stress und zu wenig Ausgleich sind aus Sicht des Zwanges gute Bedingungen um sich einzuschleichen und auszubreiten.

Ein weiterer Persönlichkeitsstil, der sich bei Zwangsstörungen nicht selten findet, ist **der anhängliche Stil.** Anhängliche Menschen sind hilfsbereit und verlässlich, ihnen ist sehr wichtig und sie tun viel dafür, dass es anderen Menschen gut geht. Bei Frau Mehnert beispielsweise ist dieser Stil sehr ausgeprägt. Dies wird besonders deutlich, wenn sie zu ihrem Geburtstag einlädt. Sie achtet darauf, dass das Essen köstlich ist, die Unterhaltung gut läuft. Außerdem schaut sie aufmerksam darauf, dass keiner einsam in der Ecke steht, sondern jeder einbezogen ist. Man hat oft den Eindruck, dass sie die Bedürfnisse ihrer Gäste erkennt und erfüllt, bevor diese sie überhaupt bemerkt haben. Von ihrem Ehemann, mit dem sie seit vielen Jahren glücklich verheiratet ist, werden diese Eigenschaften ebenfalls sehr geschätzt. Und ihre Kollegen arbeiten gern mit ihr zusammen, weil sie sich gut in das Team einfügt und sehr kollegial ist.

Zum Risikofaktor für Zwangsstörungen kann der anhängliche Stil werden, wenn er zu stark ausgeprägt ist. Bei einem extrem anhänglichen Menschen können Aufopferung, Hilfsbereitschaft und Fürsorge so weit gehen, dass er sich anderen Menschen unterordnet, seine eigenen Wünsche und Bedürfnisse aus den Augen verliert und sich ausnutzen lässt. Ohne dass den Betroffenen dies bewusst ist, kann ein Zwang dann die Funktion haben, ihnen zu helfen, wichtige Bedürfnisse zu erfüllen. Die sehr anhängliche Frau Ohl traute sich beispielsweise nicht, ihrem Ehemann zu sagen, dass sie innerlich noch nicht bereit war für ein gemeinsames Kind. Sie entwickelte Zwangsgedanken, dass sie sich bei ihrer Arbeit als medizinische Fachangestellte mit Aids angesteckt haben und nun ihrerseits ihr nahestehende Personen anstecken könnte. Aufgrund dieser Zwangsgedanken war Sexualität zwischen den Ehepartnern nicht mehr möglich. Die Zusammenhänge zwischen dem Kinderwunsch ihres Mannes, ihren Schwierigkeiten, ihm zu sagen, dass sie damit noch warten wolle, und den Zwangsgedanken wurden ihr erst in einer Therapie deutlich.

Der dritte Stil, der hier vorgestellt werden soll, ist **der sensible Stil.** Manche dieser Menschen beschreiben sich zum Teil selbst als „hochsensibel" und erleben bei sich eine besonders feine Wahrnehmung von Sinneseindrücken und Empfindungen, die allerdings zu Überforderung oder Überreizung führen kann. Sensible Menschen fühlen sich in ihrem vertrauten Umfeld am wohlsten. Viele haben einen eher kleinen Freundeskreis, dem sie sich tief und lebenslang verbunden fühlen. Von ihren Freunden werden sie für ihre sensible und herzliche Art sehr geschätzt. Sie mögen ein vertrautes Arbeitsumfeld, in welchem viel Beständigkeit und Routine herrscht. Dann sind sie sehr zuverlässig, beständig und effektiv in ihren Leistungen. Außerhalb der sicheren Atmosphäre und in neuen Situationen fühlen sie sich hingegen unwohl. Sie sind dann schnell zu verunsichern, haben Angst, sich zu blamieren oder etwas falsch zu machen. Größere Veränderungen im Leben sind für sie nicht einfach.

Man kann sich vorstellen, dass Menschen mit einem extrem ausgeprägten sensiblen Stil (dann spricht man auch von einer ängstlich-vermeidenden Persönlichkeitsstörung) aufgrund dieser großen Unsicherheit und des hohen Sicherheitsbedürfnisses anfällig sein können für Zwangsstörungen, weil Zwänge häufig Sicherheit geben. Frau Freimut, eine sehr sensible Office Managerin, hatte Waschzwänge wegen der Befürchtung, sich mit einer Krankheit zu infizieren, wenn sie mit fremden Leuten in Kontakt kommt. Die Waschzwänge waren entstanden, als ihr nach der Ausbildung neue Aufgaben übertragen wurden, denen sie sich nicht gewachsen fühlte. Ihre Chefin schickte sie beispielsweise häufig in andere Filialen, wo sie mit immer neuen Leuten Kontakt hatte und immer andere Aufgaben erledigen musste. Sehr häufig konnte sie abends nicht einschlafen aus Angst davor, was sie am nächsten Tag erwarten würde. Gleichzeitig nahmen die Waschzwänge mehr und mehr zu und führten schließlich dazu, dass sie ihren Beruf nicht mehr ausüben konnte.

Sie haben nun eine Reihe von möglichen Risikofaktoren für die Entstehung von Zwangsstörungen kennen gelernt: die Eltern und andere prägende Personen, kritische Lebensereignisse und die Persönlichkeit der Betroffenen. Diese können das Risiko für den Beginn einer Zwangsstörung erhöhen, sie bewirken also eine Art Verletzbarkeit für Zwangsstörungen und auch andere psychische Erkrankungen. Ob dann aber tatsächlich eine Zwangsstörung entsteht, hängt von weiteren Einflussfaktoren ab. Häufig findet sich ein Zusammenhang mit schwerwiegenden Veränderungen der Lebenssituation. Frau Freimut ist ein Beispiel dafür. Die nach dem Abschluss der Ausbildung auftretenden neuen Anforderungen führten bei ihr zu einer Überforderung, die dann den Beginn einer Zwangsstörung begünstigte. Allgemein ist wichtig, dass persönliche Verletzlichkeit und Lebensveränderung in dieser speziellen Kombination ungünstig sind. Häufig findet man den Zusammenhang, dass bei größeren Verletzlichkeiten schon kleinere Veränderungen zu Überforderungen führen können, während bei geringerer Verletzlichkeit erst größere Veränderungen eine ungünstige Wirkung entfalten.

Lebensveränderungen, die in Verbindung mit einer Verletzlichkeit an dem Beginn einer Zwangsstörung beteiligt sind, können ganz unterschiedlich aussehen. Sie können plötzlich eintreten (z. B. Antritt einer neuen Arbeitsstelle) oder auch allmählich (z. B. immer mehr Stress am Arbeitsplatz). Sie können negativ (z. B. Scheidung, Erkrankung eines nahestehenden Angehörigen), aber auch an sich positiv sein (z. B. Heirat oder die Geburt eines Wunschkindes). Entscheidend ist, dass die betroffene Person aufgrund ihrer individuellen Verletzlichkeit mit der Bewältigung der Veränderung überfordert ist und dann Zwänge entwickelt. Wie bei den oben genannten Risikofaktoren ist aber auch hier zu beachten, dass es viele Menschen mit großer Verletzlichkeit und großen Lebensveränderungen gibt, die trotzdem keine psychischen Probleme entwickeln. Bei vielen von diesen findet man sogenannte Schutzfaktoren, mit deren Hilfe sie die Belastungen ausgleichen können. Zu solchen Schutzfaktoren zählen beispielsweise Optimismus, positive Selbstwahrnehmung. soziale Kompetenzen und die Unterstützung durch Familienmitglieder. Und außerdem gibt es Zwangskranke, bei denen vor Beginn der

Erkrankung keine Lebensveränderungen festzustellen sind. Das heißt also, wie schon erwähnt, dass es keine einfachen Gründe für die Entstehung von Zwangserkrankungen gibt. Erst das Zusammenspiel vieler verschiedener Faktoren erklärt das Entstehen dieser Erkrankung.

Beispiel für das Zusammenspiel psychologischer Faktoren, die zu einer Zwangsstörung führten

Frau Arndt ist eine sehr gewissenhafte und verantwortungsbewusste Mutter (→ Persönlichkeit) einer kleinen Tochter. Sie leidet unter Zwangsgedanken, dass durch ihre Schuld Glasscherben in Nahrungsmittel gelangen könnten und sie dann dafür verantwortlich ist, dass andere daran sterben. Die Sorgen beziehen sich besonders stark auf ihre Tochter. Sie muss alle Gegenstände aus Glas, wie z. B. Flaschen, immer wieder übertrieben kontrollieren, sodass sie allmählich immer weniger Zeit für andere wichtige Dinge hat. Sehr belastend war für sie ein Erlebnis in der Vergangenheit (→ kritische Lebensereignisse), als sie nämlich einmal entdeckte, dass bei einem Babygläschen ein Glassplitter fehlte. Sie fürchtete, dass dieser Splitter in den Brei der Tochter gekommen sein könnte. Ein paar Monate später machte sich ihr Mann beruflich selbstständig, was mit viel Arbeit verbunden war. Er war kaum noch zu Hause, und auf ihr lastete fast die gesamte Verantwortung für die Tochter (→ Veränderung in der Lebenssituation). Allmählich schlichen sich immer mehr Befürchtungen ein, dass sie sich nicht genügend um ihre Tochter kümmert. Dazu gehörte auch, dass sie Glassplitter übersehen haben könnte, die ihre Tochter dann essen würde. Sie begann immer mehr, zu kontrollieren, und daraus entwickelte sich allmählich eine Zwangsstörung.

2.4 Biologische Risikofaktoren

Besonders in den letzten zwei Jahrzehnten wurde viel über veränderte Hirnfunktionen bei Menschen mit Zwangsstörungen und über genetische Einflussfaktoren (Vererbung) als Risikofaktoren für die Entstehung von Zwangsstörungen berichtet. Um es vorwegzunehmen: Trotz aller spannenden und auch wertvollen wissenschaftlichen Erkenntnisse in diesen Bereichen ist die konkrete Bedeutung für den Einzelnen bis heute sehr gering. Es wurde bisher weder das „Zwangs-Gen“ gefunden, noch kann man aufgrund von Untersuchungen des Gehirns und seiner Funktionen sagen, ob jemand eine Zwangsstörung hat oder nicht. Ob dies künftig einmal gelingen wird, bleibt abzuwarten. Sicher ist aber, und das wissen Sie ja bereits nach dem Lesen der bisherigen Kapitel, dass es so viele verschiedene Zusammenhänge und Erscheinungsbilder der Zwangsstörung gibt, dass man nicht „die eine Ursache" finden wird.

Vererbung

Höchstwahrscheinlich gibt es Betroffene, bei denen Vererbung als eine von mehreren Ursachen der Zwangsstörung eine Rolle spielt, während dies bei anderen Betroffenen nicht der Fall ist. Bei sehr früh einsetzenden Zwangsstörungen scheint der genetische Einfluss höher zu sein als im Erwachsenenalter. Welche Gene dabei eine Rolle spielen, ist heutzutage noch nicht klar, sicher ist nur, dass es das „eine Zwangs-Gen" nicht gibt. Entscheidend ist auch, welche anderen Einflüsse aus der Umwelt (zum Beispiel die oben genannten Lebensereignisse) dann noch dazu kommen, damit tatsächlich eine Zwangserkrankung entsteht. Nicht verwechselt werden sollte die „familiäre Häufung" von Zwangsstörungen mit der „Vererbung". Man weiß, dass Zwangsstörungen in einzelnen Familien gehäuft vorkommen. Wenn also z. B. der Vater oder die Mutter oder beide eine Zwangsstörung haben, kommt es häufiger vor, dass die Kinder auch eine solche entwickeln, im Vergleich zu Eltern ohne Zwangsstörung. Das muss aber nicht bedeuten, dass sie vererbt wurde. Wie Sie bereits im **Abschnitt 2.1 „Die Eltern und andere nahestehende Personen"** lesen konnten, können die familiäre Atmosphäre und der Erziehungsstil auch eine Rolle spielen. Wenn das Kind z.B. von klein auf Waschzwänge der Eltern miterlebt, kann es sein, dass es ganz einfach lernt, dass Schmutz „gefährlich" ist und man sich deswegen ganz oft und lange die Hände waschen muss.

Hirnfunktionen

Mit den immer besseren technischen Möglichkeiten der letzten drei Jahrzehnte konnte die Hirnforschung zeigen, dass ein Teil der Menschen mit Zwangsstörungen veränderte Hirnaktivitäten im Vergleich zu Menschen ohne diese Störung haben. Aktuelle neurobiologische Modelle vermuten eine Dysbalance bestimmter Regelschleifen im Gehirn als Ausdruck von Zwangssymptomen: Es fand sich eine Überaktivität einer direkten Regelschleife und zugleich eine verminderte Aktivität einer anderen, indirekten Regelschleife. Auch bei bestimmten psychologischen Tests fanden sich, zumindest teilweise, Ergebnisse, die auf diese veränderten Funktionen von bestimmten Bereichen des Gehirns hinwiesen. Bei diesen Untersuchungen wurden aber immer die zusammengenommenen Ergebnisse von Patienten-Gruppen analysiert. Für den einzelnen Betroffenen gibt es keine Möglichkeit, aufgrund dieser Untersuchungen die Diagnose einer Zwangsstörung zu stellen. Was auch noch ganz offen ist, ist die Frage, ob diese veränderten Hirnaktivitäten eine Ursache der Zwangsstörung sind oder ob sich einfach nur das im Gehirn abbildet, was die Betroffenen erleben, nämlich Zwänge. Auch Verhaltensweisen von ganz gesunden Menschen gehen ja mit Änderungen der Hirnaktivität einher. Alles was wir lernen führt letztlich zu veränderten Hirnaktivitäten. Was hierbei für die Therapie von Zwangsstörungen besonders interessant ist: Man weiß heute, dass sich auffällige Hirnaktivitäten wieder normalisieren, wenn der Betroffene seine Zwangsstörung erfolgreich bewältigt! Das ist eine sehr ermutigende Erkenntnis der modernen Hirnforschung: Die gefundenen Veränderungen im Gehirn sind nicht als dauerhafte „Schädigung" zu interpretieren, sondern man kann davon ausgehen, dass sie sich durch eine erfolgreiche Bewältigung der Zwänge wieder vollständig zurückbilden.

Hirnschädigungen

Dass Menschen mit Zwangsstörungen eine Hirnschädigung haben, ist selten. Andersherum haben aber Menschen mit bestimmten neurologischen Erkrankungen, bei denen einzelne Hirnregionen (insbesondere die sogenannten Basalganglien) geschädigt sind, gehäuft Zwangssymptome. Eine solche Hirnschädigung kann also als Risikofaktor für die Entstehung einer Zwangsstörung angesehen werden. Ein Beispiel ist das Gilles-de-la-Tourette-Syndrom, das durch unwillentliche plötzliche Bewegungen und das Ausstoßen bedeutungsloser Laute, Wörter oder Sätze gekennzeichnet ist. Mehr als 50 % der Patienten mit diesem Syndrom leiden auch unter Zwangssymptomen. Und es gibt noch einige andere neurologische Erkrankungen, bei denen auch gehäuft Zwänge auftreten. So haben Menschen mit einer geistigen Behinderung aufgrund eines Hirnschadens manchmal unterschiedliche Verhaltensstörungen und auch Zwänge. Für Angehörige und natürlich auch für den Betroffenen selbst ist das oft besonders belastend, da dann mehrere schwerwiegende Problembereiche gleichzeitig bestehen.

Botenstoffe im Gehirn

Für den Informationsaustausch zwischen einzelnen Nervenzellen im Gehirn sind bestimmte Botenstoffe verantwortlich. Beispiele dafür sind das Serotonin, Noradrenalin und Dopamin. Bei vielen verschiedenen psychischen Störungen ist das Gleichgewicht dieser Botenstoffe verändert, so auch bei der Zwangsstörung, bei der ein Mangel an Serotonin vermutet wird. So erklärt man auch die Wirkung bestimmter Medikamente auf Zwangsstörungen, die die Konzentration von Serotonin zwischen den Nervenzellen erhöhen (die sogenannten Serotonin-Wiederaufnahmehemmer). Über diese können Sie im Abschnitt 3.3 „Medikamente“ mehr erfahren.

2.5 Warum Zwänge nicht von allein wieder verschwinden

Anhand von Maries Beispiel möchten wir den Mechanismus verdeutlichen, warum Zwänge meistens nicht von alleine verschwinden, sondern gewissermaßen zum Selbstläufer werden können. Ausgangspunkt bei Marie ist der Zwangsgedanke, dass sie sich mit Aids anstecken könnte. Dieser Gedanke macht ihr große Angst. Um die Angst zu vermindern, wäscht sie sich und ihre Umgebung, führt also Zwangshandlungen aus. Danach bleibt die Schlussfolgerung im Kopf „Wie gut, dass ich mich gewaschen habe, sonst hätte ich bestimmt Aids bekommen.“ Der „Sinn“ der Waschzwänge wird also im Nachhinein scheinbar bestätigt. Marie konnte nicht die Erfahrung machen, dass sie auch ohne die Waschzwänge gesund geblieben wäre. Sie kennen etwas Ähnliches vielleicht von sich selbst oder von anderen, die übertriebene Angst vor Hunden haben. Wenn so jemand von weitem einen Hund sieht, macht

Beispiel: Warum Zwänge nicht von allein wieder verschwinden

Marie, die 18-jährige Tochter von Frau Brückner, war beim Friseur. Als dieser ihr die Haare schnitt, erzählte er ihr, dass er aus Versehen die Kundin vor ihr leicht mit der Schere gepiekt hätte. Marie bekam einen großen Schrecken: „Dann könnte ja Blut an der Schere sein. Und wenn die Kundin nun Aids hatte! Und nun ist die Schere an meinem Kopf! Und wenn ich da nun eine kleine Wunde habe, dann könnte ich Aids bekommen!" Sie wurde ganz blass, sagte dem Friseur, dass sie plötzlich Kreislaufprobleme hätte und sofort wegmüsste. Fluchtartig verließ sie den Friseursalon, rannte nach Hause, tat alle Kleidung, die sie anhatte, in die Waschmaschine und begann, sich zu duschen. Als Frau Brückner abends nach Hause kam, war ihre Tochter noch dabei, ihre Handtasche und ihr Portemonnaie zu desinfizieren. Als Marie dann erschöpft in ihrem Bett lag, war sie froh, dass sie alles getan hatte, um eine Ansteckung zu verhindern. In einer ähnlichen Situation wenige Tage später verhielt sie sich genauso, griff verständlicherweise auf die Bewältigungsstrategie zurück, die sich immer bewährt hatte. Der Nachteil war, dass sich ihr Verhalten so nicht ändern konnte, sie hatte nicht die Chance zu lernen, dass sie sich auch ohne das Waschen gar nicht infiziert hätte.

er einen großen Bogen um diesen (selbst wenn der Hund an der Leine und ganz klein und ungefährlich ist), wechselt z.B. die Straßenseite. Hinterher denkt er dann: „Gut, dass ich mich so verhalten habe, sonst wäre ich sicher gebissen worden." Zukünftig wird er sich also vermutlich immer wieder ähnlich verhalten. Wäre er hingegen mutig auf der gleichen Straßenseite geblieben und in normalem Abstand an dem angeleinten Hund vorbeigegangen, hätte er erfahren können, dass dieser ihn nicht gebissen hätte. Mit der Zeit wäre diese übertriebene Angst dann zurückgegangen, und es wäre nicht mehr nötig gewesen, die Straßenseite zu wechseln.

Allgemein gesprochen sind also Zwangshandlungen eine Art Bewältigungsstrategie. Sie sollen unangenehme Gedanken, Gefühle und körperliche Begleiterscheinungen verringern, unter denen der Betroffene leidet, Katastrophen verhindern oder schlimmen Ereignissen vorbeugen. Auslöser für diese Gedanken und Befürchtungen, die unangenehmen Gefühle und die damit verbundenen körperlichen Symptome sind häufig Zwangsgedanken (**siehe Tab. 1**). Ungünstig an dieser Bewälti-

Tabelle 1: Ungünstige Bewältigungsstrategien

Zwang	Auslöser	Bewältigungsstrategie	Wirkung
Kontrollzwang (Frau Pagel)	Kochen auf dem Herd ZG: Ich habe den Herd nicht ausgemacht. Das Haus brennt ab durch meine Schuld. G: Angst K: Schwitzen, Herzrasen, trockener Mund	ZH: den Herd mehrfach kontrollieren V: sich häufig für eine kalte Mahlzeit entscheiden A: Verantwortung an die Tochter abgeben	Kurzfristige Erleichterung: „Wie gut, dass ich kontrolliert habe, so kann ich mich sicher fühlen.“ Langfristig: ZH als Strategie zum Sicherfühlen bleiben bestehen, Unsicherheit, wenn diese nicht ausgeführt werden, wird immer größer
Waschzwang (Frau Scheibler)	Kontakt mit „Draußen“ ZG: Ich könnte meine Wohnung verseuchen. G: Ekel, Angst K: Schwitzen, Druck auf der Brust	ZH: alles waschen, was mit „Draußen“ in Kontakt gekommen ist V: Ausziehen hinter der Tür, vorher den Rest der Wohnung nicht betreten A: Partner soll sich ebenfalls hinter der Tür ausziehen und gründlich reinigen	Kurzfristige Erleichterung: „Wie gut, dass ich gewaschen habe, sonst wäre unsere Wohnung verseucht!“ Langfristig: ZH als Bewältigungsstrategie werden bestätigt, normale Einstellung zu Sauberkeit wird immer mehr verlernt
aggressive Zwangsgedanken (Herr Schulze)	Autofahren ZG: Ich könnte jemanden überfahren haben. G: Angst K: Würgereiz im Hals, Schwitzen, Herzklopfen	ZH: zurückgehen und kontrollieren, ob da jemand liegt V: wenn möglich, öffentliche Verkehrsmittel benutzen R: sich von Partnerin bestätigen lassen, dass er niemanden überfahren hat	Kurzfristige Erleichterung: „Glück gehabt, ich habe doch keinen überfahren.“ Langfristig: ZH als nützliche Strategie werden bestätigt, Unsicherheit, wenn keine ZH vorgenommen werden, wird immer größer

Zwang	Auslöser	Bewältigungsstrategie	Wirkung
aggressive Zwangsgedanken (Frau Berger)	Messer ZG: Ich könnte meinen Sohn mit dem Messer erstechen. G: Angst, Entsetzen K: Herzklopfen, trockener Mund, Übelkeit	V: alle Messer in den Keller bringen U: „Denk bloß nicht solche Gedanken." A: immer eine andere Person in der Nähe haben	Kurzfristige Erleichterung: „Wie gut, dass ich die Messer in den Keller gebracht habe, sonst hätte ich meinen Sohn vielleicht erstochen." „Wie gut, dass meine Mutter da war, sonst ..." Langfristig: Gedanken, ohne solche ZH nicht zurecht zu kommen, werden verstärkt. Misslingen der U wird als Bestätigung dafür gewertet, die Gedanken nicht unter Kontrolle zu haben und sie vielleicht in die Tat umzusetzen
Ordnungszwänge (Freund von Herrn Vias)	Krümel auf dem Boden G: schwer zu beschreibendes, äußerst unangenehmes Gefühl	ZH: sofortiges und übertriebenes Staubsaugen V: nur noch selten Freunde einladen	Kurzfristige Erleichterung: „Wie gut, dass die Ordnung wiederhergestellt ist." Langfristig werden ZH als Strategie bestätigt, auch leichte Unordnung kann immer schlechter ausgehalten werden

ZG: Zwangsgedanken; G: Gefühle; K: körperliche Begleiterscheinungen; ZH: Zwangshandlungen; V: Vermeidung; U: Unterdrückung von Gedanken; R: Rückversicherung; A: Angehörige einbeziehen gungsstrategie ist, dass sie zwar kurzfristig eine gute Hilfe ist, auf Dauer aber dazu führt, dass der Betroffene nicht lernt, die (Zwangs-)Gedanken, die schwer erträglichen Gefühle und die körperlichen Begleitsymptome auf andere Weise zu bewältigen. Er muss immer öfter und immer stärker auf die „bewährte" Strategie zurückgreifen und wird immer eingeschränkter.

Neben Zwangshandlungen gibt es häufig weitere ungünstige Bewältigungsstrategien, die den Betroffenen kurzfristig helfen, die aber längerfristig dazu führen, dass sich Zwänge immer weiter verfestigen und ausbreiten können (siehe Tab. 1). Dazu gehört die Vermeidung: Zwangskranke gehen oft Situationen aus dem Weg, um sich Zwangshandlungen zu ersparen. Vermeidung kann ganz viele Formen annehmen, außerdem gibt es neben offensichtlichem Vermeidungsverhalten auch solches, das sehr schwer zu entdecken ist und den Betroffenen und Außenstehenden meist kaum bewusst ist. Jemand, der übertriebene Angst vor ansteckenden Krankheiten hat, geht beispielsweise nicht mehr an bestimmte Orte (z.B. besucht er seine kranke Großmutter nicht im Krankenhaus), oder er vermeidet den Kontakt mit bestimmten Gegenständen (z.B. öffnet er Türen nur noch mit dem vom Pullover verdeckten Ellenbogen, damit die Hand nicht in Kontakt mit der Türklinke kommt). Auch Angehörige können in ein solches Vermeidungsverhalten einbezogen werden. Herr Scheibler, dessen Ehefrau einen Waschzwang hat, wurde von ihr zunächst gebeten, beim Betreten der Wohnung gleich die Schuhe auszuziehen und sich die Hände zu waschen. Weil es ihr so wichtig war, erfüllte er ihr diese Wünsche. Einige Monate später bat sie ihn, auch die draußen getragene Kleidung hinter der Wohnungstür auszuziehen, in die Waschmaschine zu tun und sich neue anzuziehen. Das fand er zwar schon recht übertrieben. Er merkte aber, dass sie sehr viel mehr waschen und putzen musste, wenn er die Kleidung nicht wechselte. Schweren Herzens passte er sich daher an. Wiederum einige Zeit später bat sie ihn dringlich, sich gleich nach dem Betreten der Wohnung auch zu duschen. Er versuchte zwar noch zu diskutieren, ob das wirklich nötig sei, aber seine Ehefrau brach in Tränen aus und wurde gleichzeitig immer lauter, sodass er sehr widerstrebend und innerlich wütend nachgab und seitdem seine Kleidung auszieht, duscht und sich umzieht, nachdem er die Wohnung betreten hat.

Eine weitere ungünstige Strategie, die kurzfristig hilft, längerfristig aber die Zwänge verstärkt, ist die Rückversicherung bei nahestehenden Personen. „Habe ich wirklich niemanden überfahren?" fragt Herr Schulze seine Partnerin. Und einen Augenblick später – nachdem die Partnerin gesagt hast „Nein, hast Du nicht!" – „Wirklich nicht?" – „Nein, ganz bestimmt nicht." So kann es noch eine ganze Weile weitergehen. Der Betroffene fühlt sich kurzfristig beruhigt, lernt aber nicht, sich selbst die Antwort zu geben. Im Laufe der Zeit passiert es außerdem häufig, dass die Antworten nicht mehr ausreichend beruhigen und der Betroffene immer öfter nachfragt, weil er doch Zweifel bekommen hat. Dann kann es sein, dass er den Angehörigen bei der Arbeit anruft und wieder fragt oder ihn nachts aus dem Schlaf holt mit der Frage: „Hab ich wirklich niemanden überfahren?" So können Rückversicherungen für Angehörige zu einer starken Belastung werden.

Die letzte ungünstige Strategie, die wir vorstellen möchten, ist die Gedankenunterdrückung, die bei bestimmten Zwängen eine besonders wichtige Rolle spielt. Salkovskis und Mitarbeiterinnen (in Fricke, 2021) haben sich näher mit diesem Thema beschäftigt und herausgefunden, dass Menschen mit einer Zwangsstörung mit bestimmten Gedanken anders umgehen als gesunde Menschen. Aggressive Gedanken beispielsweise hat fast jeder einmal, denkt sich aber nichts Schlimmes dabei, gibt ihnen keine Bedeutung und vergisst sie wieder. Frau Berger aber denkt: „Wer solche schlimmen Gedanken hat, ist ein schlechter Mensch! Solche aggressiven Gedanken zu haben zeigt, dass man gefährlich ist, denn wer so denkt, wird es auch tun. Ich darf diese Gedanken auf keinen Fall denken!" Und was dann passiert, werden Sie merken, wenn Sie sich fest vornehmen, auf keinen Fall an einen rosa Elefanten zu denken, weil das sonst ganz schlimme Folgen für Sie und andere hätte! Also auf gar keinen Fall an einen rosa Elefanten denken! Ab jetzt!

Und woran haben Sie nun gerade gedacht? Sie merken sicher, dass Ihnen Gedanken vermehrt in den Sinn kommen, wenn Sie sich vornehmen, sie nicht zu denken.

Menschen aus dem näheren Umfeld von Zwangskranken sind oft in die Erkrankung mit eingebunden und können so ungewollt dazu beitragen, dass Zwänge nicht verschwinden. Zunächst aus dem Wunsch heraus, die Betroffenen zu entlasten und zu unterstützen, geben sie den Forderungen des Zwangs nach und halten sich an seine Regeln oder erledigen Zwangshandlungen für den Betroffenen. Mit der Zeit stellen sie dann aber fest, dass diese Art von Unterstützung zwar kurzfristig eine

Entlastung der Betroffenen bewirkt, aber nicht dazu führt, dass die Zwänge weniger werden, sondern eher noch weiter zunehmen.

Neben diesen ungünstigen Bewältigungsstrategien kann man oft noch andere wichtige Gründe finden, warum Zwänge nicht von allein verschwinden. Diese liegen in der Lebenssituation und spielen meist eine umso größere Rolle, je länger eine Zwangsstörung besteht. Zwänge sind mit sehr vielen Nachteilen und Belastungen verbunden, aber ohne dass der Betroffene es weiß, haben sie in der Regel auch einen wichtigen Stellenwert bei der Lebensbewältigung. Dem Betroffenen (und teilweise auch seinem Umfeld) helfen die Zwänge, bestimmte Probleme zu lösen, die scheinbar nicht anders gelöst werden können. Bei Frau Ohl mit den Zwangsgedanken, sich und andere mit HIV zu infizieren, kann man sehen, wie der Zwang die Rolle übernahm, den Kinderwunsch des Mannes noch ein wenig aufzuschieben, weil sie selbst es ihm nicht sagen konnte. Bei Frau Ohl wird auch deutlich, dass die „Hilfe" des Zwanges dem Betroffenen meistens nicht bewusst ist. Zwänge können auch auf andere Weise wichtig sein. Sie können beispielsweise zu einer Art Aufgabe werden, wenn jemand zu viel Leere in seinem Leben hat, sie können von Einsamkeit ablenken, wenn jemand keine Freundinnen hat, vor Konflikten in zwischenmenschlichen Beziehungen schützen, wenn Probleme von einer oder von beiden Seiten nicht offen angesprochen werden können oder dabei „helfen", mit Ängsten verbundene Aufgaben zu verschieben (wie bei dem Sohn von Frau Friedrich, der große Versagensängste hat). Es gibt also viele mögliche Gründe, viel mehr, als wir hier nennen können, die dazu führen können, dass Zwänge nicht wieder weggehen. Auch hier muss man bei jedem Menschen genau abklären, was speziell auf ihn und gegebenenfalls auf sein Umfeld zutrifft.

2.6 Zusammenfassung

An der Entstehung von Zwängen sind immer mehrere Faktoren beteiligt, eine einzige Ursache gibt es nicht. Dass Zwänge, wenn sie einmal entstanden sind, nicht wieder von allein verschwinden, liegt auch daran, dass ungünstige Umgangsweisen (z. B. Vermeidung) dazu führen, dass sie sich verfestigen. Angehörige sind oft in die Zwangsrituale mit eingebunden und können so, ohne dass sie es wollen, ebenfalls dazu beitragen, dass Zwänge bestehen bleiben.

3 Selbsthilfe- und Therapiemöglichkeiten für Menschen mit einer Zwangsstörung

Erfreulicherweise gibt es mittlerweile viele verschiedene Behandlungsmöglichkeiten für Zwangskranke. Hierzu gehören zum einen Selbsthilfeangebote, die wir Ihnen in Abschnitt 3.1 vorstellen möchten. In Deutschland gibt es seit 1995 mit der Deutschen Gesellschaft Zwangserkrankungen (DGZ) und in der Schweiz seit 1994 mit der Schweizerischen Gesellschaft für Zwangsstörungen (SGZ) zwei wichtige Vereinigungen, die sich als Ansprechpartner für Betroffene, Angehörige und Fachleute verstehen. **Die Adressen, Telefonnummern und Internet-Links finden Sie im Kapitel 8 „Literatur und hilfreiche Adressen".** Bei der Psychotherapie, die wir in Abschnitt 3.2 erläutern, konzentrieren wir uns auf die kognitive Verhaltenstherapie, deren Wirkung wissenschaftlich vielfach nachgewiesen wurde. Das bedeutet nicht, dass Betroffene im Einzelfall nicht auch von einem anderen Psychotherapieverfahren profitieren können, beispielsweise der psychoanalytischen Psychotherapie, aber die Verhaltenstherapie gilt als erste Wahl für die Behandlung von Zwangskranken. Auch bestimmte Medikamente haben sich als hilfreich in der Behandlung von Zwängen erwiesen, diese stellen wir Ihnen in Abschnitt 3.3 vor. Im nächsten Abschnitt geben wir Informationen zu weiteren Therapieverfahren, die in den letzten Jahren von sich reden gemacht haben, wie beispielsweise die Tiefenhirnstimulation. Abschließend fassen wir im Abschnitt 3.5 die wichtigsten Punkte noch einmal zusammen.

3.1 Möglichkeiten der Selbsthilfe

Betroffene, die sich selbst helfen möchten und dafür Anleitung und Unterstützung benötigen, können diese auf vielerlei Weise bekommen. Wer erst einmal in Eigenregie starten möchte, kann zum Beispiel Bücher oder digitale Medien dafür nutzen. Wer lieber zusammen mit anderen Betroffenen etwas tun möchte, kann dies in Selbsthilfegruppen oder über den Austausch im Internet machen. Selbsthilfestrategien sind als alleinige Maßnahme empfehlenswert, wenn die Zwänge nur leicht ausgeprägt sind und keine größeren Probleme in anderen Lebensbereichen bestehen. Darauf gehen wir noch näher in **Kapitel 4 „Wie können Sie dem Betroffenen helfen?“** ein. Man kann sie aber auch gut mit einer Therapie, als Vorbereitung, parallele Ergänzung oder zur Nachsorge, kombinieren.

In den letzten Jahren sind zahlreiche gute Selbsthilfebücher erschienen (eine Auswahl finden Sie im **Kapitel 8 „Literatur und hilfreiche Adressen“).** Diese Bücher haben das Ziel, Betroffene zu Expertinnen und Experten für ihre Erkrankung zu machen. Sie informieren über die Zwangserkrankung und Behandlungsmöglichkeiten. Außerdem geben sie genaue Schritt-für-Schritt-Anleitungen, was Betroffene gegen die Zwänge selbst unternehmen können. Sehr häufig werden Selbsthilfebücher auch von Angehörigen gelesen, die sich über die Zwangserkrankung informieren möchten, um den Betroffenen besser zu verstehen und unterstützen zu können. Gute Erfahrungen haben viele Betroffene und Angehörige damit gemacht, ein Selbsthilfebuch gemeinsam durchzuarbeiten. So können Angehörige den Betroffenen besonders gut bei der Planung und Durchführung von Übungen unterstützen. Auf diese Zusammenarbeit gehen wir noch ausführlich in **Kapitel 4.2.4 „Mitarbeit bei konkreten Übungen gegen den Zwang“** ein.

Denjenigen, die sich gern im Internet informieren, sei das Angebot von OCD Land (www.ocdland.com) empfohlen. Dort finden Betroffene und Angehörige umfangreiche Inhalte zum Thema Zwangsstörungen in Form von Blog-Artikeln, einem Podcast und zahlreichen Betroffenenberichten. Außerdem gibt es eine App, in welcher Betroffene Fragen an eine Community stellen und zahlreiche effektive Selbsthilfetechniken in Eigenregie anwenden können.

Wer gerne zusammen mit anderen Betroffenen etwas gegen seine Zwänge unternehmen möchte, für den ist eine Selbsthilfegruppe das Richtige. In vielen Orten gibt es mittlerweile Selbsthilfegruppen für Zwangskranke. Adressen erhalten sie z. B. über die schon erwähnte DGZ und SGZ. Auch im Internet gibt es mittlerweile zahlreiche Foren, in denen man sich austauschen kann. Betroffene sagen häufig, dass ihnen der Austausch mit anderen, die unter gleichen oder ähnlichen Problemen leiden, sehr hilft. Zu spüren, dass sie nicht die Einzigen sind, die unter einer so „merkwürdigen“ Erkrankung leiden, empfinden sie als sehr entlastend. Daneben können sie von Ideen und Tipps anderer profitieren, auf die sie selbst noch nicht gekommen waren. Es gibt mittlerweile auch einige Selbsthilfegruppen und Internetforen für Angehörige, in welchen diese sich über Belastungen und Probleme austauschen, die damit verbunden sind, einen zwangskranken Menschen im nahen Umfeld zu haben. Darauf gehen wir genauer in **Kapitel 5.3 „Angehörige, die sich gegenseitig unterstützen“** ein. An einigen Orten werden auch sogenannte „Trialoge“ durchgeführt. Das sind Gesprächskreise, in denen sich Betroffene, Angehörige und Fachleute über ihre Sichtweisen und Erfahrungen austauschen, um das gegenseitige Verständnis zu fördern und voneinander zu lernen.

3.2 Psychotherapie

Es gibt viele verschiedene Psychotherapieformen. Von diesen wird, auch aufgrund der Ergebnisse vieler wissenschaftlicher Studien, bei Zwangserkrankungen die kognitive Verhaltenstherapie empfohlen (S3-Leitlinie Zwangsstörungen, DGPPN, 2022; Voderholzer & Rufer, 2021). Wenn ein Zwangskranker eine solche Psychotherapie machen möchte, kann er dies ambulant, tagesklinisch oder stationär tun. Die Entscheidung, welches Angebot am geeignetsten ist, hängt unter anderem davon ab, wie stark die Zwänge sind, wie viele Probleme noch zusätzlich bestehen (z. B. Depressionen, soziale Kontaktschwierigkeiten) und welche Lebensbereiche problematisch sind (z. B. Arbeitslosigkeit, Einsamkeit). Wenn jemand in mehreren Bereichen schwer beeinträchtigt ist, braucht er in der Regel mehr Hilfsangebote, die er eher in einer Klinik als in einer ambulanten Therapie bekommen kann. Eine gute erste Ansprechpartnerin für solche Fragen ist die Hausärztin. Oder Sie wenden sich direkt an einen Psychotherapeuten. Sowohl ärztliche Psychotherapeuten (Fachärzte für Psychiatrie und Psychotherapie; Fachärzte für Psychotherapeutische Medizin; Fachärzte für Psychosomatik und Psychotherapie; andere Ärzte mit dem Zusatztitel Psychotherapie) als auch psychologische Psychotherapeuten können Sie kompetent beraten und Ihnen dabei helfen, die richtige Behandlung in die Wege zu leiten.

3.2.1 Ambulante Therapie

Ein Vorteil einer ambulanten Behandlung besteht darin, dass die Betroffene nicht aus ihrem Umfeld herausgerissen wird, berufliche und private Aktivitäten fortführen und das in der Therapie Erlernte unmittelbar in ihrem häuslichen Umfeld umsetzen kann. Es gibt mehrere Anlaufstellen, an die man sich bei der Suche nach einem Therapeuten wenden kann:

Anlaufstellen für die Suche nach einem Verhaltenstherapeuten

- Hausarzt oder Psychotherapeutin
- Anfrage bei der DGZ bzw. der SGZ, die zahlreiche Adressen von Therapeuten haben, die sich mit der Behandlung von Zwangsstörungen auskennen (siehe Kapitel 8.3 Kontaktadressen)
- Anfrage bei der Krankenkasse
- Suche im Internet oder im Telefonbuch

Die Kosten einer Psychotherapie werden relativ unproblematisch von den Krankenkassen übernommen. In der Regel muss man allerdings mit längeren Wartezeiten rechnen, bis ein Therapieplatz frei ist. Das gilt besonders, wenn eine Therapeutin einen sehr guten Ruf für die Behandlung von Zwangserkrankungen hat und daher viele Menschen um einen Therapieplatz anfragen, und insbesondere auch für Gegenden, in denen es insgesamt nicht sehr viele Therapeuten gibt.

Der erste Kontakt mit dem Therapeuten erfolgt in der Regel am Telefon. Der Betroffene ruft an, um einen Termin für ein erstes Gespräch zum Kennenlernen zu vereinbaren. Entsprechend unserer eigenen Erfahrung als Therapeuten rufen nicht selten zuerst auch Angehörige an (weil sich beispielsweise der Betroffene noch nicht so recht traut), um sich zu informieren und sich nach einem Therapieplatz zu erkundigen. Wir geben gern Auskunft, bestehen aber meist darauf, auch einmal direkt mit dem Betroffenen zu sprechen, um von ihm selbst sein Anliegen an uns beschrieben zu bekommen. Unseres Wissens machen es die meisten Therapeuten ähnlich wie wir.

Am Telefon oder spätestens im ersten Gespräch sollte der Betroffene sich auch einen Eindruck verschaffen, ob der Therapeut ein gutes Behandlungsangebot für Zwangskranke hat. Allerdings ist es nicht immer möglich, einen Therapeuten zu bekommen, der alle Kriterien erfüllt.

Kriterien für ein gutes Behandlungsangebot

- Die Therapeutin ist Psychologin oder Ärztin und hat eine spezialisierte Ausbildung in kognitiver Verhaltenstherapie
- Die Therapeutin kennt sich mit Zwängen gut aus, sie hat schon viele Patienten mit Zwangserkrankungen behandelt
- Die Therapeutin macht im Rahmen der Therapie mit Betroffenen auch Übungen gegen die Zwänge (Expositionsübungen)
- Die Therapeutin macht Expositionsübungen mit Betroffenen auch in deren häuslichem Umfeld, wenn dort die Zwänge auftreten
- Der Betroffene hat den Eindruck, dass die Therapeutin ihm vielleicht helfen kann, fühlt sich bei ihr gut aufgehoben, hat einen guten Kontakt zur Therapeutin

Nach dem ersten Gespräch können einige weitere Termine folgen, in denen Therapeut und Betroffener sich näher kennen lernen und der Therapeut sich ein umfassendes Bild von den Zwängen, weiteren Problembereichen, aber auch den Stärken des Betroffenen macht. Diese „Kennenlernsitzungen" nennt man in Deutschland „probatorische Sitzungen". Oft kommen Angehörige bereits während dieser Zeit zu einer Sitzung mit dazu – vorausgesetzt natürlich, alle Beteiligten wollen das so –, weil sie für den Therapeuten wertvolle Informationen aus einer anderen Perspektive als der des Betroffenen beisteuern können (Förstner, Külz & Voderholzer, 2011). So eine gemeinsame Sitzung können Sie als Angehöriger außerdem nutzen, um den Therapeuten vieles zu fragen und sich selbst besser zu informieren **(siehe auch Kap. 4.4.1 „Zusammen mit dem Betroffenen zu seiner Therapeutin gehen")**.

Am Ende dieser Phase sollten Betroffene und Therapeutin festlegen, ob eine Weiterführung der Behandlung sinnvoll erscheint. Gesichtspunkte bei dieser Entscheidung sind natürlich fachliche (Geht die Therapeutin davon aus, dass sie mit ihrem Wissen dem Betroffenen helfen kann? Hat der Betroffene den Eindruck, dass die Therapeutin ihm gut helfen kann?), aber auch persönliche (Stimmt die Chemie zwischen beiden? Fühlt der Betroffene sich gut aufgehoben?). Gerade Letzteres sollte man nicht unterschätzen. Wenn der Betroffene die Therapeutin nicht mag oder sich nicht gut aufgehoben fühlt, dann sollte er sich lieber einen anderen Therapeuten suchen, der ihm sympathischer ist. Die Krankenkassen bezahlen solche „Kennenlernsitzungen" auch bei mehreren Therapeuten.

Haben sich beide zu einer Zusammenarbeit entschlossen, stellt der Therapeut auf der Basis der erhobenen Informationen einen Antrag an die Krankenkasse für die Genehmigung der Therapie für einen bestimmten Zeitraum. Reichen diese Sitzungen nicht aus, so können bei Bedarf auch weitere Sitzungen beantragt werden.

Ablauf einer Therapie

Kennenlernphase (erste Sitzungen)

- Sammeln von Informationen
- Kennenlernen und feststellen, ob die Chemie stimmt
- erste therapeutische Schritte, zum Beispiel Selbstbeobachtungen

Die eigentliche Therapie

- gemeinsames Erarbeiten eines Erklärungsmodells für die Erkrankung
- Erarbeiten/Besprechen der Therapieziele
  - bezogen auf den Zwang
  - bezogen auf andere Problembereiche
- Planung der Maßnahmen und Methoden, um die Ziele zu erreichen
- Wissensvermittlung: Wie und warum wirken die Maßnahmen und Methoden
- Umsetzung der Maßnahmen und Methoden
- Umgang mit Rückschlägen

Zu Beginn der eigentlichen Therapie erarbeiten Therapeut und Patientin zunächst gemeinsam ein Erklärungsmodell für die Erkrankung (z. B. Rufer & Poppe, 2022). Warum hat die Betroffene Zwänge entwickelt, welche Erfahrungen in ihrer Vergangenheit und welche Umstände in der Gegenwart spielen dabei möglicherweise eine Rolle? Was verhindert aktuell, dass die Zwänge wieder verschwinden? Vielen Betroffenen ist es sehr wichtig, plausible Antworten auf diese Fragen zu bekommen. Der nächste Schritt ergibt sich dann fast wie von selbst – die Bestimmung der Therapieziele. Dazu gehört dann nicht nur das Ziel „Die Zwänge sollen weniger werden oder am besten ganz verschwinden'", sondern auch noch weitere Ziele, die sich auf andere Lebensbereiche beziehen (z. B. mehr soziale Kontakte knüpfen, sich besser durchsetzen können, neue

Freizeitaktivitäten finden). Wieder vorausgesetzt, alle Seiten stimmen zu, können Sie als Angehörige hier durch ein oder mehrere gemeinsame Gespräche mit einbezogen werden. Das ist insbesondere dann sinnvoll und wichtig, wenn sich Therapieziele auch auf Ihr Verhältnis zur Betroffenen beziehen (beispielsweise Konflikte besser lösen können). Danach besprechen Therapeut und Patientin die Maßnahmen und Methoden, um die Ziele zu erreichen. Dabei ist es wichtig, dass der Therapeut alles gut und nachvollziehbar erklärt, denn wenn die Patientin versteht, warum sie was macht, dann erhöht das die Erfolgschancen für die Therapie. Auch Sie als Angehörige sollten über die Maßnahmen und Methoden gut informiert sein bzw. sich alles gut vom Therapeuten und von der Betroffenen erklären lassen, wenn Sie diese durch aktive Mitarbeit unterstützen möchten.

Die wichtigste direkte Methode gegen die Zwänge ist die sogenannte Exposition. Wie Sie bereits wissen, gibt es Auslöser von Zwängen, auf die der Betroffene mit ungünstigen Bewältigungsstrategien reagiert **(viele Beispiele dafür sehen Sie in Kap. 2, Tab. 1).** Diese helfen allerdings nur kurz, auf Dauer führen sie dazu, dass Zwänge bestehen bleiben oder sogar noch zunehmen. Bei der Exposition stellt sich der Betroffene den Auslösern von Zwängen und unterlässt seine übliche Reaktion, nämlich die ungünstigen Bewältigungsstrategien. Also beschmutzt er bei einem Waschzwang beispielsweise absichtlich die Hände und führt dann aber nicht seine gewohnte Zwangshandlung, das Händewaschen, aus. So kann er erfahren, dass Schmutz nicht gefährlich ist, seine Befürchtungen (z. B. sich zu infizieren) nicht eintreten. Da sich der Betroffene mit den Auslösern konfrontiert, spricht man auch von Konfrontationsübungen. Ein weiteres konkretes Beispiel finden Sie in **Kapitel 4.2.4 „Mitarbeit bei konkreten Übungen gegen den Zwang“.**

Auf ähnliche Weise haben wir alle schon viele Male im Laufe unseres Lebens Schwierigkeiten bewältigt. Vor vielen Situationen hatten wir Angst, haben uns diesen aber gestellt und erfahren, wie wir uns daran gewöhnten, die Angst mit der Zeit immer geringer wurde, bis sie schließlich ganz aufhörte. Wenn Sie einen Führerschein haben, denken Sie beispielsweise an Ihre erste Fahrstunde zurück. Vor dieser hatten Sie vielleicht Angst, oder es war Ihnen zumindest mulmig zumute. Sie stellten sich aber Ihren Ängsten (sonst hätten Sie jetzt keinen Führerschein), setzten sich ins Auto und fuhren los (= Expositionsübung). Ungünstige Bewältigungsstrategien (wie zum Beispiel Flucht aus dem Auto während der Fahrstunde) haben Sie unterlassen. Neben Ihnen saß der Fahrlehrer, der Sie ermutigte, anleitete und auf Fehler hinwies. Sie haben wahrscheinlich die Erfahrung gemacht, dass erstens schon während dieser Fahrstunde die Ängste geringer wurden und Sie zweitens von Fahrstunde zu Fahrstunde immer weniger ängstlich wurden. Wenn Sie sich jetzt nach vielen Jahren Fahrpraxis ins Auto setzen, so geschieht das vermutlich automatisch, ohne jede Angst. An diesem Beispiel wird auch deutlich, dass man, um diese Fortschritte zu erreichen, viel und häufig Autofahren üben muss (= viele Expositionsübungen machen), um die Ängste loszuwerden und Routine zu gewinnen. Hätten Sie einmal im Jahr eine Fahrstunde gehabt, hätten Sie vermutlich immer noch keinen Führerschein und Angst beim Autofahren!

Gut ist es, wenn die Therapeutin anbietet, Übungen in ihrer Begleitung und am besten auch in der Umgebung, in der die Zwänge auftreten, durchzuführen. Bei der Ehefrau von Herrn Scheibler (mit ihren Ängsten, die Wohnung zu verseuchen, und Waschzwängen, siehe S. 22) ist die Therapeutin einige Male mit in die Wohnung gekommen, damit Frau Scheibler ihre Übungen gegen den Zwang mit „Vor-Ort-Unterstützung" durchführen konnte. Die Übung sah so aus, dass Frau Scheibler alles in der Wohnung anfasste, ohne sich vorher gründlich gewaschen zu haben. Angst und Ekel waren zu Beginn der Übung sehr stark, doch gemeinsam mit ihrer Therapeutin konnte sie feststellen, dass diese unangenehmen Gefühle mit der Zeit nachließen. Zwei Stunden übten die beiden in der Wohnung. Frau Scheibler war hinterher sehr erschöpft, aber auch sehr stolz auf sich, und sie hat sich auf den Vorschlag ihrer Therapeutin hin dafür selbst belohnt (indem sie sich ihr Lieblingsessen gekauft hat). In der Folge hat sie zwischen den Sitzungen auch viel alleine geübt, um schnellere Fortschritte zu machen.

Die Krankenkassen genehmigen übrigens in der Regel ohne Probleme solche Blocksitzungen für Übungen in Therapeutenbegleitung, weil sie oft besonders wirkungsvoll sind.

Sie als Angehörige können den Betroffenen in diesem Teil der Therapie in mehrerer Hinsicht unterstützen. Wie das geht und was dabei zu beachten ist, können Sie in **Kapitel 4 „Wie können Sie dem Betroffenen helfen?"** nachlesen.

Neben der Exposition gibt es weitere Methoden gegen die Zwänge, die an Gedanken und Bewertungen ansetzen. Bei der sogenannten Vier-Schritte-Methode von Schwartz und Beyette (2000) beispielsweise soll der Betroffene in vier Schritten lernen, seine Zwangsgedanken bewusst zu erkennen und sie neu zu benennen, beispielsweise: „Das bin nicht ich, das ist mein Gehirn.“ Diese Neubenennung schafft Distanz und hilft, Zwangshandlungen leichter zu widerstehen. Frau Pagel könnte sich beispielweise bewusst machen, dass der Gedanke, dass das Haus abbrennt, weil sie nicht ordentlich kontrolliert hat, nur ein Zwangsgedanke ist, der nicht realistisch ist und auf den man nicht reagieren muss. Dies wird ihr dabei helfen, den Zwangsgedanken zu ignorieren und keine Zwangshandlungen auszuführen.

Darüber hinaus wurden in den letzten Jahren vermehrt Ansätze in die kognitive Verhaltenstherapie für Zwangsstörungen integriert und in den aktuellen wissenschaftlichen Behandlungsempfehlungen bzw. Leitlinien erwähnt (S3-Leitlinie Zwangsstörungen, DGPPN, 2022), die auf dem Prinzip der Achtsamkeit beruhen. Achtsamkeit bedeutet hierbei eine Aufmerksamkeitslenkung auf den gegenwärtigen Augenblick, ohne gedanklich in die Zukunft oder Vergangenheit abzuschweifen. Die Erfahrungen im Hier und Jetzt sollen ganz bewusst wahrgenommen werden, ohne diese zu bewerten. Ähnlich wie bei der Meditation oder beim Yoga muss hierfür regelmäßig geübt werden, mittels sogenannten Achtsamkeitsübungen. Diese Technik kann dann eine gute Hilfe gegen zwanghaftes Grübeln darstellen, denn dieses bezieht sich eben meist auf die Vergangenheit (z.B. „Habe ich den Herd angelassen?“) oder die Zukunft („Bestimmt wird etwas Schlimmes passieren!“). Jemand, der geübt darin ist, bewusst im Hier und Jetzt zu bleiben, wirkt somit zwanghaften Grübeleien entgegen. Wer mehr erfahren möchte, findet in dem Buch von Frau Külz (2017, siehe Literatur und hilfreiche Adressen) gute Informationen und Anleitungen. In eine ähnliche Richtung zielt die Acceptance and Commitment Therapy (ACT), in der es ebenfalls, unter anderem, um den bewussten Kontakt mit der Gegenwart geht, ohne Wahrnehmungen und Erlebnisse zu bewerten. Statt beispielsweise einen Zwangsgedanken zu bewerten („das ist ein schlechter Gedanke“, „ich darf das nicht denken“), geht es darum, ihn lediglich als Gedanken zu registrieren, ihm aber keine Beachtung zu schenken, ihn „vorbeiziehen“ zu lassen. Auf diese Weise können das eigene Denken und Handeln stärker auf wichtige persönliche Ziele und Werte ausgerichtet werden und weniger auf das, was der Zwang fordert.

Für Therapieziele, die sich auf andere Lebensbereiche beziehen, gibt es weitere Methoden, die immer individuell auf den Betroffenen und seine speziellen Probleme zugeschnitten sind (Fricke, Rufer & Hand, 2006). Beispielsweise macht ein ängstlicher und schüchterner Betroffener ein Selbstsicherheitstraining. Jemand, der Schwierigkeiten hat, sich zu entspannen, erlernt Entspannungstechniken und macht Übungen zum Genießen. Ihre Möglichkeiten als Angehöriger, den Betroffenen in diesem Bereich zu unterstützen, beschreiben wir genauer in **Kapitel 4.4.3 „Unterstützung bei weiteren Therapiezielen“**. Gegen Ende der Therapie rückt dann noch das Thema „Umgang mit Rückschlägen“ in den Vordergrund. Zwischenzeitliche Verschlechterungen bei Zwangserkrankungen sind keine Seltenheit. Wichtig ist, sich davon nicht entmutigen zu lassen, Hinweise darauf zu erkennen und Gegenmaßnahmen zu ergreifen. Dies alles sollte spätestens gegen Ende der Therapie Thema werden, damit der Betroffene auf die Zeit nach der Therapie vorbereitet ist. Auch Sie als Angehöriger können hier wieder einen wichtigen Beitrag leisten, worauf wir in **Kapitel 4.4.5 „Zum langfristigen Therapieerfolg beitragen“** ausführlich eingehen.

Sie haben nun eine übersichtsartige Vorstellung davon gewinnen können, wie eine ambulante Verhaltenstherapie für den Betroffenen abläuft, und einen ersten Eindruck bekommen, auf welche Weise eine Therapie auch Sie betreffen kann. Viele Angehörige haben etwas gemischte Gefühle, wenn sie an die Therapie des Betroffenen denken. Zu einem großen Teil überwiegen natürlich die Erleichterung, dass sich der Betroffene helfen lässt, und die Freude über die neuen Freiheiten und Möglichkeiten für das eigene und das gemeinsame Leben. Es kann aber auch sein, dass eine Portion Sorge mit dabei ist: Wird der Betroffene mir die Schuld an den Zwängen geben und sich von mir abwenden? Wird mein Sohn ausziehen, wenn die Zwänge weg sind, und wie wird das für mich? Wie komme ich damit zurecht, wenn in der Partnerschaft plötzlich Konflikte auf den Tisch kommen, die vorher kein Thema waren, weil der Zwang alles bestimmte? Werden wir die Konflikte lösen können? Diese und ähnliche Fragen gehen vielen Angehörigen durch den Kopf. Durch eine Therapie ändert sich vieles, und man weiß vorher nicht, wie es dann wird. Möglicherweise kommen schwierige Zeiten auf Sie und den Betroffenen zu, aber es lohnt sich, diese durchzustehen, weil darin immer auch eine große Chance steckt, dass sich Dinge zum Positiven verändern.

3.2.2 Teilstationäre und stationäre Therapie

Eine teilstationäre[5] oder stationäre Behandlung kommt in der Regel in Frage, wenn die Zwänge sehr stark ausgeprägt sind und/oder schon lange andauern, wenn weitere psychische Erkrankungen vorliegen und schwerwiegendere andere Probleme vorhanden sind (z.B. ausgeprägte Vereinsamung, Arbeitsunfähigkeit). Außerdem ist diese Form der Behandlung sinnvoll, wenn zu Hause so starke Konflikte mit den Angehörigen bestehen, dass es gut ist, wenn der Betroffene in einer anderen Umgebung etwas für sich tun kann und so die Lage zu Hause entschärft wird. Der Vorteil einer tagesklinischen oder stationären Behandlung liegt darin, dass sie sehr intensiv ist und mehr therapeutische Angebote zur Verfügung stehen als in einer ambulanten Therapie. Auch bietet sie mehr Schutz, falls der Betroffene so hoffnungslos ist, dass er eine intensive Unterstützung benötigt. Ein Nachteil der stationären Behandlung kann sein, dass gerade die spezialisierten Kliniken oft nicht in Wohnortnähe liegen und der Betroffene so das Erlernte nicht in seiner gewohnten Umgebung ausprobieren und einüben kann. Außerdem ist es wegen der Entfernung zum Wohnort oft schwieriger, Angehörige in die Behandlung mit einzubeziehen. Der Hausarzt oder eine ärztliche oder psychologische Psychotherapeutin sind wichtige Ansprechpartner bei der Entscheidungsfindung. Sie wissen auch, ob es eine spezialisierte Tagesklinik oder Station vor Ort gibt.

In den letzten Jahren haben immer mehr Kliniken Stationen mit einem spezialisierten Angebot für Zwangspatienten eingerichtet. Informationen über diese Kliniken erhalten Sie über die DGZ oder die SGZ sowie über das Internet. Diese Kliniken haben manchmal lange Wartezeiten, nach unserer Erfahrung lohnt sich aber das Warten oft, weil viele Betroffene von diesem spezialisierten Angebot sehr profitieren können. Wenn Sie wissen möchten, wie das Vorgehen ist, um in einer solchen Klinik einen Platz zu bekommen, so informieren Sie sich am besten über die Homepage der Klinik oder rufen dort an.

Der Behandlungsablauf ist in den meisten Kliniken recht ähnlich: Zuerst erfolgt eine Phase des Kennenlernens ähnlich den probatorischen Sitzungen in der ambulanten Therapie. Neben den Gesprächen

5 Bei einer teilstationären oder auch tagesklinischen Behandlung ist der Betroffene tagsüber in der Tagesklinik und geht abends nach Hause.

werden in der Regel zusätzlich körperliche Untersuchungen stattfinden. Dann wird gemeinsam festgelegt, welche therapeutischen Angebote für die Betroffene sinnvoll sind. Die Angebote sind sehr vielfältig: Neben der Einzeltherapie gibt es oft viele verschiedene Gruppenangebote, z. B. Zwangsbewältigungsgruppen, Selbstsicherheitstraining, Genussgruppen, Achtsamkeitsgruppen oder Entspannungstraining, um nur einige zu nennen. Daneben haben die meisten Kliniken auch weitere Angebote, die für alle, unabhängig von ihrer Erkrankung, geeignet sein können wie beispielsweise ein Sportangebot. Ein Klinikaufenthalt ist außerdem eine gute Möglichkeit, um zu überprüfen, ob die zusätzliche Einnahme von Medikamenten oder der Wechsel auf ein anderes Medikament sinnvoll ist. Eine solche Behandlung in einer Klinik dauert normalerweise mehrere Wochen bis wenige Monate. In der letzten Phase der Behandlung verbringt der Patient meist, soweit das organisierbar ist, einzelne Tage oder Wochenenden zu Hause, um die erlernten Bewältigungsstrategien auch in Alltagssituationen zu erproben.

Inwieweit Sie als Angehöriger in diese Behandlung einbezogen werden, hängt natürlich davon ab, wie weit weg die Klinik von Ihrem Wohnort ist. Bei einer Behandlung in Wohnortnähe werden Sie als Angehöriger eher um ein oder mehrere gemeinsame Gespräche gebeten und bekommen auch mehr von den Übungen des Betroffenen mit, die er allein oder mit seinem Therapeuten zu Hause durchführt. In Kliniken, die weit weg von Ihrem Wohnort sind, werden Sie sicher eher über Telefonate mit dem Therapeuten (vorausgesetzt der Betroffene ist einverstanden) und dem Betroffenen Kontakt und seltener ein persönliches Gespräch haben. Eine weitere Möglichkeit ist auch ein gemeinsames Gespräch per Video.

Wenn eine Betroffene stationär in einer Klinik war, so sind oft trotz bester Vorbereitung das Wiedereinleben zu Hause und das Umsetzen dessen, was sie in der Therapie gelernt hat, nicht ganz einfach. Die wenigsten sind zwangsfrei nach so einem Aufenthalt. Sie müssen ihre Übungen zu Hause eigenverantwortlich weiterführen und weiter an ihren Therapiezielen arbeiten. Viele schließen zwar eine ambulante Therapie an die stationäre an, trotzdem müssen sie mit sehr viel weniger therapeutischer Hilfe auskommen als vorher. Hier sind Ihre Unterstützung, Geduld und Ermutigung besonders wichtig **(siehe Kap. 4 „Wie können Sie dem Betroffenen helfen?“)**.

3.3 Medikamente

Bei Zwangserkrankungen werden am häufigsten die selektiven Serotonin-Wiederaufnahmehemmer (abgekürzt SSRI, aus dem Englischen: selective serotonin reuptake inhibitor) eingesetzt. Ihre Wirkung auf Zwänge ist in vielen Untersuchungen nachgewiesen worden, welche man sich dadurch erklärt, dass für Zwangserkrankungen der Botenstoff Serotonin im Gehirn wichtig ist (siehe **Kap. 2.4 „Biologische Risikofaktoren“).** Die SSRI sorgen dafür, dass Serotonin im Gehirn länger zur Verfügung steht. Selektiv bedeutet in diesem Zusammenhang, dass sich diese Medikamente fast ausschließlich auf den Botenstoff Serotonin und nicht auf andere Botenstoffe konzentrieren.

Es gibt innerhalb der Gruppe der SSRI unterschiedliche Wirkstoffe

- Citalopram
- Escitalopram
- Fluoxetin
- Fluvoxamin
- Paroxetin
- Sertralin

Je nach Firma werden die Wirkstoffe unter verschiedenen Handelsnamen in der Apotheke verkauft, in Deutschland z. B. Cipramil®, Cipralex®, Fluctin®, Fevarin®, Seroxat® oder Zoloft® und in der Schweiz z. B. Seropram®, Cipralex®, Fluctine®, Floxyfral®, Deroxat® oder Zoloft®.

Ein weiterer Wirkstoff, der zwar wegen schlechterer Verträglichkeit nicht als erste Wahl empfohlen wird, sich aber in der Behandlung von Zwangserkrankungen ebenfalls als wirksam erwiesen hat, ist das Clomipramin (Handelsname: Anafranil®). Es wirkt wie die anderen auf die Wiederaufnahme des Botenstoffes Serotonin, aber zusätzlich auch auf andere Botenstoffe. Wichtig bei allen SSRI und Clomipramin ist, dass sie meist relativ hoch dosiert werden müssen und dass die Wirkung auf die Zwänge nicht sofort, sondern im Durchschnitt erst nach sechs bis acht Wochen eintritt. Dann berichten ungefähr zwei Drittel der Betroffenen, dass ihre Zwänge deutlich nachließen. Neben den positiven Wirkungen können auch Nebenwirkungen auftreten. Am häufigsten sind innere Unruhe, Schlafstörungen, Kopfschmerzen und Übelkeit oder Durchfall.

Sie treten oft schon in den ersten Tagen auf und verschwinden meistens nach ein bis zwei Wochen wieder. Auch sexuelle Störungen können auftreten, bei Männern zum Beispiel Erektionsstörungen. Wenn diese länger bestehen bleiben und den Betroffenen sehr stören, hilft meist nur eine Dosisreduktion des Medikamentes oder der Wechsel auf ein anderes Präparat.

Wenn mehrere dieser Medikamente (SSRI und/oder Clomipramin) trotz hoher Dosierung und ausreichend langer Einnahme (bis zu 12 Wochen!) eine ungenügende Wirkung gezeigt haben, kann auf ein anderes Antidepressivum gewechselt werden, das Venlafaxin (Handelsname z. B. Trevilor®, Effexor®). Dieses wirkt auch auf das Serotonin, ist aber in Hinblick auf die Wirksamkeit bei Zwangsstörungen nicht so gut untersucht wie die SSRI und Clomipramin. Alternativ kann zusätzlich zu einem SSRI oder Clomipramin ein sogenanntes atypisches Neuroleptikum gegeben werden, Aripiprazol (Handelsname z. B. Abilify®) oder Risperidon (Handelsname z. B. Risperdal®). Auch wenn diese Medikamente eigentlich für Erkrankungen wie die Schizophrenie entwickelt wurden, können sie in Kombination mit einem SSRI oder Clomipramin bei einem Teil der Patienten mit Zwangsstörungen einen positiven Effekt haben, und zwar schon in sehr niedriger Dosierung. Andere Gründe, weswegen die atypischen Neuroleptika in Einzelfällen zusätzlich zu einem SSRI oder Clomipramin bei Zwangskranken gegeben werden, sind ganz im Vordergrund stehende, sehr starke Zwangsgedanken, von denen sich der Betroffene kaum distanzieren kann, sehr schwere Depressionen oder zusätzliche Tic-Störungen (z. B. das in **Kap. 1 „Informationen zur Zwangsstörung“** erwähnte Tourette-Syndrom).

Der Ansprechpartner für die Einnahme von Medikamenten ist am besten ein Psychiater. Er kann genauer über die Wirkungen und Nebenwirkungen aufklären und Betroffene beraten, ob ein Medikament und wenn ja welches für ihn am geeignetsten ist. Er ist auch derjenige, der das Medikament dann verschreibt und die Dosis mit der Betroffenen bespricht. Wenn eine Betroffene Medikamente gegen den Zwang einnehmen möchte, ist es sinnvoll, dies mit einer Verhaltenstherapie zu kombinieren, denn ansonsten besteht ein hohes Rückfallrisiko, wenn die Medikamente wieder abgesetzt werden. Eine alleinige Medikamenteneinnahme, ohne zusätzliche Verhaltenstherapie, ist daher im Allgemeinen nicht zu empfehlen.

3.4 Weitere Therapieverfahren

Die bisher genannten Therapieverfahren sind diejenigen, welche heutzutage empfohlen werden und deren Wirksamkeit wissenschaftlich belegt ist. Sie helfen zwar den meisten Betroffenen, aber nicht allen. Von daher ist es verständlich, dass oft nach alternativen Behandlungsmöglichkeiten gefragt wird. Dies muss im Einzelfall immer geprüft werden, aber noch gibt es keine oder keine ausreichenden Belege für die Wirksamkeit anderer Therapieverfahren.

Besonders häufig wurde in den letzten Jahren, auch in der Presse, über die Möglichkeit von Hirnoperationen für Menschen mit schweren Zwangserkrankungen berichtet, bei denen weder eine intensive Verhaltenstherapie noch Medikamente geholfen hatten. Tatsächlich gibt es hierzu inzwischen einige wissenschaftliche Studien, die einen Effekt der sogenannten „tiefen Hirnstimulation" nachweisen konnten. Bei dieser Methode werden Elektroden in das Gehirn eingesetzt, die bestimmte Hirnbereiche elektrisch reizen. Hierdurch sollen sich die veränderten Regelkreisläufe im Gehirn normalisieren (siehe **Kapitel 2.4 „Biologische Risikofaktoren"**). Wir erwähnen diese Möglichkeit hier vor allem, weil viele Angehörige und auch Betroffene davon gehört haben und uns oft danach fragen. Sie kommt aber nur für einen ganz kleinen Teil der Betroffenen in Frage und ist bei weitem kein „Standardverfahren". Die tiefe Hirnstimulation ist lediglich für Menschen mit einer schweren, trotz intensiver Therapien nicht gebesserten Zwangsstörung eine Alternative. Auch wenn sie für manche dieser Menschen einen Hoffnungsschimmer bedeutet, sind zu hohe Erwartungen nicht berechtigt: Es profitieren nur gut die Hälfte der operierten Patienten, Medikamente und Psychotherapie sind weiterhin notwendig, und die Operation hat ihre Risiken und Nebenwirkungen. Auf jeden Fall erfordert sie eine enge und langfristige Zusammenarbeit mit Psychiaterinnen, Neurologen und Neurochirurginnen an einem spezialisierten Zentrum.

Eine weitere Möglichkeit ist die Anwendung der sogenannten repetitiven transkraniellen Magnetstimulation (rTMS). Hierbei handelt es sich um die Stimulation von bestimmten Gehirnarealen mittels einer über den Kopf gehaltenen Magnetspule. Diese Magnetspule erzeugt ein magnetisches Feld, welches die Schädeldecke durchdringt und in den Hirnarealen ein elektrisches Feld erzeugt. Die Wirksamkeit bei Zwangsstörungen konnte allerdings noch nicht eindeutig nachgewiesen werden, und es gibt relativ wenig Behandlungsangebote mit dieser Methode.

3.5 Zusammenfassung

Die am meisten Erfolg versprechende Therapieform für Zwangserkrankungen ist die kognitive Verhaltenstherapie. Betroffene können sie in Selbsthilfe oder im Rahmen einer professionellen Therapie nutzen. Übungen gegen die Zwänge, die sogenannten Expositionen, sind dabei meist ein entscheidender Baustein. Darüber hinaus zielt sie aber auch darauf ab, andere Problembereiche, die mit den Zwängen zusammenhängen, zu analysieren und zu verändern. Es gibt auch wirksame Medikamente gegen den Zwang, die auf den Botenstoff Serotonin im Gehirn wirken. Diese sollten mit einer Verhaltenstherapie kombiniert werden, vor allem um Rückfällen beim Absetzen der Medikamente vorzubeugen. Angehörige können bei allen Maßnahmen durch Ermutigung und auch durch konkrete, aktive Mitarbeit wertvolle Unterstützung leisten (darauf wird auch im folgenden Kapitel eingegangen).

4 Wie können Sie dem Betroffenen helfen?

Menschen, die einem Zwangskranken nahestehen, können diesem bei der Überwindung seiner Schwierigkeiten helfen. Diese Unterstützung ist oft von großer Bedeutung, sowohl, was die allgemeine seelische Unterstützung betrifft, als auch ganz konkret in Bezug auf den Kampf gegen den Zwang. Gleichzeitig leiden unter einer Zwangsstörung aber nicht nur die Betroffenen selbst, sondern auch die ihnen nahestehenden Menschen. Diese stehen also vor der schwierigen Aufgabe, eine Balance zu finden zwischen ihrer Hilfe für den Betroffenen und der Beachtung ihrer eigenen Belastungen und Grenzen. Auf beide Aspekte werden wir in diesem Kapitel ausführlich eingehen. Zunächst beschäftigen wir uns mit den Möglichkeiten, wie Sie dem Betroffenen allgemeine Unterstützung geben (4.1) und wie Sie ihm konkret helfen können (4.2). Was Sie tun können, damit der Betroffene eine professionelle Therapie beginnt (4.3), und wie Sie ihn bei seiner Therapie unterstützen können (4.4), sind weitere Themen dieses Kapitels, das wie immer mit einer Zusammenfassung (4.5) endet.

4.1 Allgemeine Unterstützung des Betroffenen

4.1.1 Den Betroffenen nicht fallen lassen

Einmal ganz abgesehen von konkreten Unterstützungsmöglichkeiten ist eines besonders wichtig für einen unter einer Zwangsstörung leidenden Menschen: dass er von den ihm nahestehenden Personen nicht fallen gelassen wird, auch wenn er sich aufgrund seiner Zwänge für andere merkwürdig und unverständlich verhält und der Umgang mit ihm vielleicht alles andere als einfach ist. Und wenn Sie als Angehörige dies anbieten können, dann tun Sie etwas für den Zwangskranken, was niemand anderer tun kann. Die Therapeutin oder andere professionelle

Helfer können sicher eine Menge an Unterstützung leisten, aber sie können dem Betroffenen weder Mutter, Vater, Geschwister noch Partner sein und auch keine tiefgehende Freundschaft zu ihm eingehen. Und nicht wenige Zwangskranke neigen dazu, sich immer mehr zurückzuziehen, den Kontakt mit anderen Menschen zu meiden. Umso wertvoller ist es dann für sie zu wissen, dass es einen oder sogar mehrere Menschen gibt, die sich dennoch nicht von ihm abwenden, ihn respektieren und auf die er zählen kann. Eine solche seelische Unterstützung ist wertvoll und unersetzlich. Zusätzlich ist sie die Basis dafür, den Betroffenen auch bei ganz konkreten Schritten gegen den Zwang unterstützen zu können.

Um Missverständnisse zu vermeiden: Das soll nicht bedeuten, dass Sie allen Bitten oder Forderungen des Betroffenen nachkommen sollten, alle seine Fragen beantworten oder sich um Dinge kümmern müssen, die er wegen seiner Zwänge nicht selber macht. Ganz im Gegenteil, von solchen Forderungen des Zwangs sollten Sie sich sogar abgrenzen, diese möglichst konsequent zurückweisen. Es geht darum, den Menschen zu unterstützen, aber nicht den Zwang! Darüber werden Sie in diesem Kapitel noch vieles lesen können.

4.1.2 Einen guten Umgang mit dem Betroffenen finden

Angehörige berichten uns nicht selten, wie anstrengend es manchmal ist, mit einer Zwangskranken zusammen zu sein. Das gilt natürlich besonders für jene, die mit dem Betroffenen zusammenleben. Im Alltag des Miteinanders kann es viele Probleme geben, sei es wegen zwangsbedingter fester Regeln oder Verbote, sei es durch die Empfindlichkeit und Reizbarkeit bis hin zu Aggressionen mancher Zwangskranker im Umgang mit anderen. Uns erstaunt und beeindruckt es immer wieder, wie die Angehörigen und Betroffenen oft dennoch ganz individuelle und kreative Wege finden, miteinander auf gute Weise umzugehen. Aber wir haben auch viele Menschen beraten, die dies nicht schafften. Das ist keine Schande und kein Versagen, sondern eine nachvollziehbare Folge der Schwierigkeiten des Umgangs zwischen manchen Zwangskranken und ihren Angehörigen. Die folgenden Ideen können in solchen Situationen nach unserer Erfahrung hilfreich sein.

Ganz wichtig ist es, als Angehöriger die zwanghaften Verhaltensweisen des Betroffenen nicht als dessen böse Absicht zu interpretieren, sondern als Ausdruck der Zwangsstörung und deren Folgen: „Das macht sie nicht, um mich zu ärgern oder aus böser Absicht, sondern weil sie eine Zwangsstörung hat.“ Wenn Sie die Verhaltensweisen des Betroffenen hingegen persönlich nehmen, ihn als Person dafür verantwortlich machen, sind Probleme in Ihrer Beziehung zu ihm fast vorprogrammiert. Die Gefahr ist dann groß, dass Sie entweder auf Distanz zu dem Betroffenen gehen, aggressiv reagieren oder sich umgekehrt dem Zwang und dessen Forderungen unterordnen. Im Folgenden finden Sie einige Beispiele, wie nützliche Sichtweisen konkret aussehen können.

Nützliche Sichtweisen, die Schwierigkeiten im Miteinander vorbeugen

- Wenn der Betroffene versucht, nicht nur sein eigenes Leben, sondern auch Ihres starren Regeln zu unterwerfen, liegt es nicht daran, dass er Sie schikanieren will. Oft steckt bei Betroffenen die Angst dahinter, dass alles außer Kontrolle gerät, wenn sich nicht alle an die zwanghaften Regeln halten, und dass er das nicht aushalten kann.
- Aggressive Äußerungen einer Betroffenen gegenüber anderen haben oft den Hintergrund, dass diese durch ihre Zwänge sehr eingeengt ist, unter Druck steht oder Angst hat. Ein aggressiver Ausbruch hat dann eine Art Ventilfunktion.
- Dass man als gute Freundin nie zu einem Betroffenen mit Wasch- oder Ordnungszwängen nach Hause kommen darf, liegt nicht daran, dass dieser einen nicht gern hat. Stattdessen liegt es oft an dessen Angst vor Verschmutzung oder Unordnung. Nach so einem Besuch müsste er stunden- oder tagelang putzen und aufräumen, bis er das Gefühl hat, dass alles wieder „in Ordnung“ ist.
- Dauerndes Nachfragen und wiederholte Rückversicherungen macht der Betroffene nicht, um andere zu nerven, sondern wegen seiner Ängste und Zweifel, etwas falsch gemacht zu haben, oder wegen seiner großen Schwierigkeiten, Entscheidungen zu treffen.
- Wenn Zeitdruck herrscht, geraten viele Zwangskranke besonders unter Anspannung, und Zwangshandlungen werden dann meistens stärker. Wenn Sie also aufbrechen müssen und die Zwangskranke immer wieder kontrollieren muss, so macht sie das nicht, um Sie zu ärgern, sondern weil sie in dem Moment Zwangshandlungen noch schlechter als sonst Widerstand leisten kann.

Wenn Sie diese und ähnliche Sichtweisen verinnerlichen können, was nicht immer leicht ist, hat dies große Vorteile. Sie können dann viele weitere nützliche Strategien leichter anwenden, die sich positiv auf die Beziehung zum Betroffenen auswirken:

- Es ist dann besser möglich, mit dem Betroffenen ins Gespräch über seine problematischen Verhaltensweisen und die dahinterstehende Zwangsstörung zu kommen.
- Es gelingt Ihnen eher, nicht aus einer persönlichen Kränkung heraus zu reagieren. Dies hilft dabei, einen Beziehungs-Teufelskreis mit immer stärkeren und häufigeren gegenseitigen Verletzungen, Vorwürfen oder Forderungen zu vermeiden bzw. daraus auszusteigen.
- Eigene Grenzen können klar benannt werden, beispielsweise in Bezug auf aggressive Äußerungen der Betroffenen, ohne selbst aggressiv oder persönlich verletzend zu reagieren.
- Sie finden eher die Stärke dafür, sich klar und deutlich gegenüber Forderungen, die auf die Zwangsstörung zurückzuführen sind, abzugrenzen, ohne den Betroffenen als Person zurückzuweisen.

4.2 Wie können Sie dem Betroffenen konkret helfen?

Sie haben den Eindruck, dass ein Mensch in Ihrem nahen Umfeld unter einer Zwangserkrankung leidet. Auch das Lesen des **Kapitels 1 „Informationen zur Zwangsstörung“** hat Ihren Eindruck nochmals bestätigt. Nun möchten Sie dem Betroffenen gerne helfen, einerseits damit es ihm wieder besser geht, andererseits aber vielleicht auch, weil Sie selbst schon mehr oder weniger stark durch die Erkrankung mitbetroffen sind. Was können Sie tun?

- Ins Gespräch über die Erkrankung kommen (4.2.1)
- Dem Zwang die Unterstützung entziehen (4.2.2)
- Den Betroffenen unterstützen, nicht den Zwang (4.2.3)
- Mitarbeit bei konkreten Übungen gegen den Zwang (4.2.4)

4.2.1 Ins Gespräch über die Erkrankung kommen

Wenn Sie sich zu diesem Schritt entschlossen haben, sprechen Sie das Problem „Zwang“ direkt an. Wenn Sie Hemmungen oder Angst vor dem Gespräch haben, so ist das ganz natürlich, insbesondere wenn die Betroffene früher vielleicht gereizt auf ähnliche Versuche Ihrerseits reagiert hat. Nehmen Sie sich trotzdem konkret vor, das Gespräch zu führen, denn in der Regel wird es durch Abwarten nicht besser, sondern eher noch schlimmer. Damit es eine bessere Aussicht auf Erfolg hat, ist es sinnvoll, sich gut darauf vorzubereiten.

Achten Sie darauf, dass das Gespräch unter guten Rahmenbedingungen stattfindet. Das bedeutet, dass Sie einen Zeitpunkt wählen, an dem Sie und die Betroffene in ruhiger und entspannter Atmosphäre zusammensitzen und genügend Zeit vorhanden ist. Ein passender Zeitpunkt könnte zum Beispiel abends sein, wenn Sie beide einen guten Tag hinter sich haben und noch eine Zeit lang zusammensitzen. Oder ein Sonntagnachmittag, an dem Sie keinen Besuch erwarten. Ungünstig ist es, wenn einer von Ihnen oder Sie beide nicht viel Zeit haben, gerade sehr im Stress oder müde und hungrig sind.

Verstärken Sie bei sich selbst vor dem Gespräch eine günstige Einstellung

Führen Sie sich noch einmal vor Augen, dass der Betroffene eine Zwangserkrankung hat und nicht unter mangelnder Willenskraft oder Disziplinlosigkeit leidet. Er macht seine Zwangshandlungen nicht, um Sie zu ärgern, sondern weil er sich dazu gezwungen fühlt. Denken Sie auch daran, dass weder Sie selbst noch der Betroffene Schuld an der Entstehung der Erkrankung sind. Diese Einstellung wird Ihnen helfen, dass Sie das Gespräch ruhig und verständnisvoll statt möglicherweise wütend und vorwurfsvoll führen können. Das erhöht Ihre Chancen, dass der Betroffene das Gesagte besser annehmen kann.

Überlegen Sie sich vorher, was Sie sagen möchten – die wenigsten von uns sind so geübt, dass sie schwierige Gespräche einfach aus dem Stegreif führen können. Sagen Sie möglichst ruhig und freundlich, was Ihnen aufgefallen ist und wie Sie darüber denken. Machen Sie deutlich, dass Sie wegen der Zwänge beunruhigt sind und sich Sorgen machen, dass Sie aber den Betroffenen deswegen nicht kritisieren. Betonen Sie dabei, dass Sie den anderen respektieren, gerne haben oder lieben (je nachdem, welche Beziehung Sie zu ihm haben). Beschreiben Sie auch, in welcher Weise Sie selbst unter seinen Zwängen leiden und dass diese Sie stören. Und fragen Sie den Betroffenen, was er zu Ihrem Gesagten meint.

Beispielformulierungen für den Beginn eines Gespräches mit dem Betroffenen

„Lieber Niklas, es fällt mir nicht leicht, dies anzusprechen, aber es ist mir sehr wichtig. Mir ist aufgefallen, dass du sehr lange und häufig deine Hände wäschst und allgemein große Angst vor Verschmutzungen hast. Ich mache mir deswegen Sorgen und habe mich deshalb darüber informiert. Ich glaube, du könntest unter einer Zwangserkrankung leiden. Du bist mir wichtig, und ich möchte dir gerne helfen, etwas gegen die Zwänge zu tun, denn sie werden meist von allein nicht besser. Außerdem leide ich selbst darunter, weil ich so sehr aufpassen muss, unsere Wohnung nicht zu verschmutzen, und auch morgens lange nicht das Bad benutzen kann. Ich finde es auch sehr schade, dass wir wegen der Zwänge nur noch so wenig Zeit miteinander verbringen können. Wie siehst du das denn?"

Viele Betroffene reagieren erleichtert, wenn sie in verständnisvoller Weise auf ihre Zwänge angesprochen werden. Dann kann sich ein gutes Gespräch ergeben, in dem der Betroffene über seine Probleme sprechen und sich eine Last von der Seele reden kann. Betroffenen hilft es außerdem, wenn sie merken, dass Sie sich informiert haben und ein ehrliches Interesse daran haben, das Ganze besser zu verstehen. Viele sind sehr froh darüber, wenn der andere sie nicht für „verrückt" hält und ihm keine Vorwürfe macht. In diesem Gespräch können Sie auch gemeinsam die Checkliste **(Kap. 1.1 „Was ist eine Zwangsstörung? Welche Arten von Zwängen gibt es?")** durchgehen und sich beschreiben lassen, worunter der Betroffene leidet und wie die Symptome bei ihm genau aussehen. Betonen Sie, dass Sie es sehr zu schätzen wissen, dass der Betroffene mit Ihnen offen über ein so schwieriges Thema redet. Daran kann sich anschließen, was er und Sie gegen die Zwänge unternehmen wollen.

Oft wird für all dies eine einmalige Unterhaltung nicht ausreichen. Es ist schon ein großer Fortschritt, wenn Sie es geschafft haben, ein solches Gespräch mit der Betroffenen über ihre Zwänge zu führen, auch wenn es noch kein konkretes Ergebnis gebracht hat. Wichtig ist dann, dass Sie weiter dranbleiben und das nächste Gespräch nicht erst lange Zeit später führen. Je länger Sie warten, desto schwieriger ist es, das Thema wieder aufzugreifen. Von daher ist es am besten, wenn Sie am Ende des Gespräches miteinander vereinbaren, wann Sie weiter darüber sprechen wollen.

Der eben beschriebene Ablauf ist sehr wünschenswert, es kann aber sein, dass die Betroffene erst einmal empfindlich reagiert. Vielleicht schämt sie sich sehr für ihre Zwänge und reagiert zunächst gereizt, fühlt sich „ertappt". Bleiben Sie dann ruhig und verständnisvoll (auch wenn es vielleicht schwer fällt), aber rücken Sie auch nicht von Ihrer Meinung ab. Häufig können sich Betroffene dann doch nach und nach darauf einlassen. Wenn Ihr Gegenüber trotz aller Bemühungen Ihrerseits weiter gereizt reagiert, nicht mit Ihnen darüber reden möchte oder Ihnen zu verstehen gibt, dass Sie sich da nur etwas einbilden, so beenden Sie das Gespräch am besten und nehmen zu einem anderen Zeitpunkt einen neuen Anlauf. Vielleicht fällt Ihnen noch etwas ein, was Sie das nächste Mal anders machen können. Eventuell waren die Rahmenbedingungen doch nicht so günstig, das könnten Sie dann beim nächsten Mal besser planen. Möglicherweise haben Sie auch unabsichtlich etwas so gesagt, dass es der Betroffene als Vorwurf aufgefasst und danach „die Ohren auf Durchzug" geschaltet hat. Nächstes Mal wählen Sie dann eine andere Formulierung.

Aber vielleicht war auch alles gut geplant und gesagt, aber der Betroffene hat sich beispielsweise einfach zu sehr geschämt und war deswegen so unfreundlich. Erzwingen können Sie ein konstruktives Gespräch mit dem Betroffenen letztlich nicht, dazu gehören immer zwei. Wenn er nicht darüber reden kann oder will, dann können Sie sich noch so sehr bemühen, das gewünschte Gespräch wird nicht zustande kommen. Machen Sie sich Mut, und unternehmen Sie vielleicht einen Versuch auf eine ganz andere Art, zum Beispiel indem Sie ihm Ihre Gedanken dazu zunächst schriftlich mitteilen und dann erst das direkte Gespräch suchen. So hätte er nach dem Lesen Ihrer Zeilen die Zeit, darüber nachzudenken, und kann dann im Gespräch weniger abweisend reagieren. Wenn aber letztlich alle Ihre Versuche erfolglos bleiben, müssen Sie sich überlegen, wie Sie in dieser schwierigen Situation selbst zurecht kommen können. Im **Kapitel 5 „Was können Sie für sich selbst tun?"** finden Sie Hinweise darauf, was Sie für sich selbst tun können, wenn der Betroffene Ihre Hilfe nicht annehmen kann oder möchte.

Ins Gespräch über die Erkrankung kommen

Gute Vorbereitung ist wichtig!
- Für gute Rahmenbedingungen sorgen
- Sich in einer günstigen Einstellung bestärken
- Sich vorher überlegen, was Sie sagen möchten

Im Gespräch selbst
- Ruhig und verständnisvoll bleiben
- Beschreiben, was Ihnen aufgefallen ist und was Sie stört
- Betonen, dass Sie den anderen als Person weiterhin schätzen
- Beschreiben, in welcher Weise Sie unter den Symptomen leiden
- Den Betroffenen nach seiner Sicht fragen
- Die nächsten Schritte konkret absprechen

4.2.2 Dem Zwang die Unterstützung entziehen

Wenn jemand, der einem nahesteht, krank wird und Unterstützung braucht, so ist es ein Zeichen von Menschlichkeit, dieser Person zu helfen, bis sie die Hilfe nicht mehr braucht. So kann bei Angehörigen einer Zwangskranken von Beginn an die gute Absicht bestehen, ihr zu helfen, indem sie ihr

- Zwangshandlungen abnehmen (z.B. für sie den Herd oder Türen kontrollieren, damit sie schneller aus dem Haus kommt),
- Forderungen des Zwanges nachgeben (z.B. zu Hause bestimmte Sauberkeitsregeln befolgen, um seine Angst vor einer Infektion zu verringern) oder
- Rückversicherungen geben (z.B. Fragen der Betroffenen aufgrund ihrer Zwangsbefürchtungen immer wieder beantworten, um sie zu beruhigen).

Diese Unterstützung führt dazu, dass der Betroffene erst einmal erleichtert ist, kurzzeitig weniger Angst oder Anspannung verspürt und daher auch in dem Moment weniger Zwangshandlungen durchführt. Das Problem ist aber, dass diese gut gemeinten Hilfestellungen dazu führen, dass dem Betroffenen die Chance genommen wird, die Zwänge selbst zu bewältigen. Ohne diese Hilfestellungen würde er vielleicht selbst irgendwann den Entschluss fassen, den Zwängen nicht mehr nachzugeben und dadurch erfahren, dass auch ohne die Ausführung von Zwangshandlungen nichts Schlimmes passiert. Die an sich gut gemeinten Hilfestellungen verhindern dies und das bedeutet dann auch, dass sich die Befürchtungen letztlich nicht verringern oder vielleicht sogar noch zunehmen und der Betroffene seine Zwänge behält. Und die anderen Menschen, die dem Betroffenen Zwangshandlungen abgenommen haben, werden immer mehr in die Zwangsrituale eingebunden, sodass der Zwang ihnen eigene Freiräume nimmt. Der Zwang ist sehr fordernd, auch gegenüber Angehörigen: Erst will er den kleinen Finger, dann die Hand und auf einmal den ganzen Menschen! Das haben Sie selbst möglicherweise schon erleben müssen.

Also muss eine wirkliche Hilfe für den Betroffenen anders aussehen, als ihm dadurch kurzfristige Entlastungen zu verschaffen, dass man den Forderungen der Zwänge nachkommt. Setzen Sie dem Zwang stattdessen klare Grenzen, das schwächt ihn!

Der erste Schritt heißt meistens: sich die eigene Mithilfe beim Zwang überhaupt erst einmal bewusst machen! Besonders wenn eine Betroffene schon lange unter Zwängen leidet, so hat sich oft die Mithilfe von Angehörigen schon automatisiert: übertriebenes Putzen und Aufräumen oder keine Freunde mehr nach Hause einladen, um die Betroffene nicht zu beunruhigen, die Haustür für sie abschließen, und vieles mehr. Vielen Angehörigen sind diese und ähnliche Verhaltensweisen schon so in Fleisch und Blut übergegangen, dass sie es gar nicht mehr merken. Überlegen Sie daher, am besten gemeinsam mit der Betroffenen, wo Sie quasi automatisch den Zwang unterstützen. Wenn Ihnen das bewusst geworden ist, können Sie dem Zwang die Unterstützung entziehen und ihn auf diese Weise bekämpfen! Konkret heißt das im Idealfall, dass Sie als Angehöriger:

- dem Betroffenen keine Zwangshandlungen abnehmen und keine Rituale ausführen (z. B. nicht für den Betroffenen Teile der Wohnung häufiger putzen, als Sie es selbst für richtig halten),
- sich nicht durch Forderungen des Zwanges einschränken lassen, diesen nicht nachkommen (z. B. sich nicht verbieten lassen, in der Wohnung Ihre Alltagskleidung zu tragen, um die Wohnung nicht zu „verschmutzen"),
- keine Rückversicherungen geben (also wiederholte zwanghafte Fragen der Betroffenen konsequent nicht beantworten)
- und Ihnen fällt sicher noch viel mehr dazu ein!

Diese Regeln konsequent umzusetzen ist der Idealfall. In der Praxis kann das aber sehr schwierig sein. So wird ein solches Verhalten von Ihnen in dem Moment höchstwahrscheinlich zu Konflikten mit dem Betroffenen führen. Für diesen wird es anfangs schwerer sein, wenn Sie dem Zwang Ihre Unterstützung entziehen, da ihm die kurzfristige Entlastung fehlt. Und das wiederum ist für Sie als ihm nahestehende Person nicht leicht zu ertragen. Und dennoch führt kein Weg daran vorbei. Denn wenn Sie bei den Zwängen mitmachen, kann der Betroffene nicht lernen, selber besser damit umzugehen oder konkrete Schritte dagegen zu unternehmen. Wir haben dies mit vielen Angehörigen, meist im Beisein der Betroffenen, immer wieder diskutiert. Die allermeisten fanden es nachvollziehbar, dass dem Zwang die Unterstützung auf diese Art und Weise entzogen werden muss und die langfristigen Vorteile die kurzfristigen Belastungen deutlich überwiegen. Bei der Geschwindigkeit und Konsequenz des Umsetzens dieser Grundsätze durch die Angehörigen gab es aber große individuelle Unterschiede. Manche Angehörige haben dies sehr schnell und geradlinig umgesetzt, andere hingegen eher Schritt für Schritt und auch in Abhängigkeit von der jeweiligen Situation. Wieder andere haben eine Art Bedenkzeit für den Betroffenen vorgeschaltet: Da sie voraussahen, dass es für ihn deutlich schwieriger würde, mit den Zwängen umzugehen, wenn sie diesen die Unterstützung entziehen, haben sie dem Betroffenen als Ausweg vorgeschlagen, eine professionelle Beratung bzw. Therapie aufzusuchen. Das hat ihnen als Angehörigen dann die Hoffnung gegeben, dass sich mit der Zeit etwas an den Zwängen verbessert. Außerdem ist es dann möglich, mit dem Therapeuten zu besprechen, wie sie sich am besten gegen den Zwang abgrenzen können. Wenn der Betroffene dies aber nicht in Angriff nahm, sind sie den Forderungen des Zwanges konsequent nicht mehr nachgekommen.

Wir können nicht allgemeingültig sagen, ob der „radikale“ Entzug der Unterstützung für den Zwang der bessere Weg ist oder der schrittweise und situationsbezogene. Es wäre zu einfach, das sofortige konsequente Verweigern jeglicher Unterstützung des Zwanges als das immer richtige Verhalten von Angehörigen darzustellen, denn in der Praxis ist die Situation manchmal so verfahren, dass dies schlichtweg nicht möglich zu sein scheint. Was wir aber sagen können ist, dass der Grundsatz, dem Zwang die Unterstützung zu entziehen, der richtige ist und auch so gut wie möglich umgesetzt werden sollte. Solange Sie diesen Grundsatz nicht aus den Augen verlieren, können unterschiedliche Wege zum Ziel führen.

Im Folgenden möchten wir Ihnen gerne ein paar Empfehlungen geben, wie Sie sich verhalten können, um den Zwängen wirkungsvoll Grenzen zu setzen und damit Ihre eigenen Freiräume zu erhalten bzw. zurückzuerobern.

Empfehlungen, um dem Zwang die Unterstützung zu entziehen

1) Überlegen Sie sich zunächst, was Sie in Zukunft anders machen möchten, damit Sie selbst nicht mehr in die Zwänge der Betroffenen mit einbezogen sind. Setzen Sie sich dann mit der Betroffenen zusammen, um mit ihr gemeinsam zu besprechen, in welchen Bereichen Sie sich in Zukunft anders verhalten werden.
2) Erklären Sie ihr Ihr zukünftig neues Verhalten damit, dass Sie dies zum einen für sich selbst tun, um Ihr eigenes Leben nicht durch den Zwang beeinflussen zu lassen, und zum anderen deswegen machen, damit Sie ihre Zwänge nicht auch noch ungewollt unterstützen.
3) Versuchen Sie, klare Absprachen mit der Betroffenen zu treffen. Wenn eine solche Absprache nicht möglich ist, weil sie mit Ihrem neuen Verhalten nicht einverstanden ist, bleiben Sie dennoch dabei, dass Sie Ihr Verhalten aus den genannten guten Gründen ändern. So weiß sie im Voraus, was Sie in Zukunft nicht mehr tun werden.
4) Es kann leicht passieren, dass Sie erst beim Umsetzen Ihres neuen Verhaltens merken, wie schwierig dies ist. Beispielsweise weil die Betroffene dadurch stark unter Druck gerät und Sie intensiv bittet oder auch aggressiv fordert, dass Sie bei den Zwangsritualen mitmachen oder ihre Rückversicherungs-Fragen beantworten. Erinnern Sie sich und sie dann daran, dass Sie ihr nur sehr kurzfristig helfen, wenn Sie den Forderungen des Zwanges nachgeben, der Zwang dadurch auf Dauer aber stärker wird.
5) Eine weitere Erfahrung von einem Teil der Angehörigen ist es, dass sie ein schlechtes Gewissen bekommen, weil sie den Bitten oder Forderungen der Betroffenen in Bezug auf ihre Zwänge nicht mehr nachgeben. Sie merken, dass sie in der Situation angespannter wird, und „verweigern" ihr dennoch das Mitmachen bei den Zwängen. In diesen Situationen sollten Sie daran denken, dass ein solches Entgegenkommen Ihrerseits keine wirkliche Hilfe für die Betroffene ist. Stattdessen gilt für diese Situation: **Sie leisten die beste Hilfe durch Nichthilfe!**

Beispiel dafür, wie dem Zwang die Unterstützung entzogen wurde

Der Waschzwang der Ehefrau von Herrn Scheibler aus Kapitel 1 stellte verschiedene Forderungen an ihn als Partner: Er solle sich beim Betreten der Wohnung ausziehen, seine Kleidung in die Waschmaschine legen und sich duschen, damit die Wohnung sauber bleibt. Wenn Herr Scheibler sich weigerte, diesen Forderungen nachzukommen, wurden die Zwangsgedanken seiner Ehefrau in Bezug auf eine vermeintliche Verseuchung der Wohnung stärker. Sie wurde dann ungehalten oder sogar aggressiv, bis Herr Scheibler dann doch um des lieben Friedens willen nachgab. Trotz dieses bis dahin erfolglosen Widerstandes seinerseits nahm er sich schließlich noch einmal vor, dieses Thema systematisch anzugehen, um seine eigene Lebensqualität zu verbessern: Am Abend fragte er seine Frau, ob sie das übliche Fernsehprogramm einmal ausschalten würde, er wolle etwas Wichtiges mit ihr besprechen. Er bat sie, ihm 5 Minuten nur zuzuhören, danach würde ihn dann sehr ihre Meinung interessieren. Sie war etwas überrascht, weil sie diese Art, ganz klare Vorstellungen in Ruhe zu äußern, von ihm selten erlebt hatte, und war mit dem Gespräch einverstanden. Herr Scheibler war erleichtert, diese Hürde erfolgreich genommen zu haben, und war nun noch entschlossener, ihr seine Überlegungen mitzuteilen. Er sagte seiner Frau ohne Umschweife oder Entschuldigungen, dass er zwar sehe, wie sehr sie unter den Zwängen leide, aber definitiv nicht mehr gewillt sei, sich den üblichen Ritualen zu beugen. Wenn er das weiter wie bisher machen würde, dann würde sich bestimmt nichts daran ändern. Außerdem leide er sehr darunter, in der gemeinsamen Wohnung wegen des Zwanges nicht tun und lassen zu können, was er wolle. Deswegen werde er sein Verhalten Schritt für Schritt ändern, bis er sich wieder ganz wie früher benehmen könne. Diese frühere Zeit zusammen mit ihr habe er nämlich sehr genossen und wünsche sich sehr, dass es wieder einmal so schön wird. Als ersten Schritt werde er ab morgen seine Kleidung nicht mehr jeden Abend waschen, sondern nur noch dann, wenn er selbst denke, dass sie schmutzig sei. Seine Frau reagierte erschrocken, aber verstand auch, dass er unter der Situation litt. Beide diskutierten noch weiter über dieses Thema, wodurch es Herrn Scheibler auch noch gelang anzusprechen, dass er denke, dass seine Frau professionelle Hilfe brauche, und er sich damit überfordert fühle, ihr alleine zu helfen. Er bot ihr an, sie dabei zu unterstützen, die richtige Person für ein solches professionelles Angebot zu finden, und auch mitzukommen, wenn sie dies wolle. An seinem Vorhaben, seine Kleidung nicht mehr jeden Abend zu waschen, änderte er im Laufe des Gespräches nichts mehr. Da ließ Herr Scheibler nicht mit sich handeln!

4.2.3 Den Betroffenen unterstützen, nicht den Zwang

Dem Betroffenen bei der Abwicklung der Zwänge zu helfen ist also keine wirkliche Hilfe für ihn, sondern eher eine ungewollte Unterstützung für den Zwang. Viel besser ist es, wenn Sie ihn in Bezug auf Dinge, die mit dem Zwang wenig oder gar nichts zu tun haben, unterstützen. Sie sollten insbesondere darauf achten, dass die Zwänge nicht zum Hauptthema in Ihrer Beziehung mit dem Betroffenen werden! Der Zwangskranke besteht ja nicht nur aus Zwang oder anderen psychischen Problemen, sondern hat auch seine gesunden, sympathischen, liebenswerten Anteile. Wenn es Ihnen gelingt, diese ausdrücklich zu beachten, den Betroffenen in Bezug auf diese Eigenschaften wahrzunehmen und sie zu fördern, ist das eine ausgesprochen wichtige Art der Unterstützung. Für den Betroffenen wird deutlich, dass Sie ihn nicht als Person ablehnen, und er kann besser erkennen, welche Stärken und Fähigkeiten er hat – trotz des Zwanges; dass er also nicht „ein einziger Zwang“ ist, wie es ein Betroffener uns gegenüber einmal äußerte. Und schon dies kann indirekt den Zwang schwächen: Je mehr Selbstvertrauen der Betroffene sammeln kann, je wichtiger für ihn die zwangsfreien Zeiten, Aktivitäten und Erlebnisse werden, desto mehr drängt dies den Zwang zurück, nimmt ihm den Raum und den Nährboden. Darüber hinaus bringt dies auch Ihre Beziehung zum Betroffenen wieder in ein besseres Gleichgewicht. Sie konzentriert sich dann weniger auf das Reden über Zwänge und dahinter stehende Befürchtungen oder das Sich-Sorgen-Machen um den Zwangskranken, sondern wird facettenreicher und ausgewogener. Hier ein paar Beispiele, welche positiven Auswirkungen dies haben kann:

- Die Beziehung zwischen Betroffenen und Angehörigen wird gleichwertiger, da auch die Stärken der Betroffenen eine größere Rolle spielen und nicht hauptsächlich ihre Probleme im Vordergrund stehen.
- Beim Zusammensein ist nicht immer nur der Zwangskranke das „Problemkind“, sondern es wird auch über Sorgen und Probleme der anderen gesprochen.
- Gemeinsame Unternehmungen führen bei allen zu mehr positiven gemeinschaftlichen Erlebnissen, was der ganzen Atmosphäre gut tut.
- Positive Rückmeldungen und Erlebnisse im Freundeskreis lenken die Betroffenen von ihren Zwängen ab und beugen einer Verschlechterung aufgrund von Selbstzweifeln und Einsamkeit vor.

- Positive Aktivitäten zusammen mit anderen bieten allen die Möglichkeit zur Erholung, was die Ausgeglichenheit fördert und damit auch die Beziehung zueinander erleichtert.

Diese Punkte zeigen deutlich, wie hilfreich es bei der Unterstützung der Betroffenen durch Sie ist, darauf zu achten, dass das Zwangs-Thema nicht zu viel Raum bekommt. Der Zwang hat nun einmal die Eigenschaft, sich auszudehnen und mit der Zeit zum Hauptthema zwischen der Betroffenen und der ihm nahestehenden Personen zu werden. Aber damit ihm das gelingt, braucht der Zwang auch Sie, und Sie können sich erfolgreich dagegen wehren und ihn in seine Schranken verweisen.

4.2.4 Mitarbeit bei konkreten Übungen gegen den Zwang

Bevor wir auf die konkreten Strategien eingehen, mit denen Sie bei den Übungen der Betroffenen gegen den Zwang (Expositionsübungen) mitarbeiten können, möchten wir eines vorwegschicken: Ein solcher Mitarbeiter zu sein ist keine leichte Aufgabe! Der erste Schritt sollte also darin bestehen, dass Sie sich ehrlich fragen, ob Sie sich dazu im Stande fühlen. Um dies besser beurteilen zu können, sind die folgenden Fragen hilfreich, die Sie sich selbst stellen können:

(A) Habe ich das notwendige Wissen dafür?
(B) Bin ich optimistisch, dass solche Übungen erfolgreich sein können?
(C) Steht mir genügend Zeit zur Verfügung?
(D) Halte ich mich von meinen persönlichen Eigenschaften her für geeignet für diese Aufgabe?
(E) Ist meine Beziehung zur Betroffenen vertrauensvoll genug?
(F) Wie schätze ich die Auswirkungen meiner Mitarbeit auf die Beziehung zur Betroffenen ein?

Zu diesen Fragen finden Sie im Folgenden ein paar Erläuterungen, an denen Sie sich beim Nachdenken über Ihre Antworten orientieren können.

(A) Habe ich das notwendige Wissen dafür?

Sie sind ja wahrscheinlich keine Verhaltenstherapeutin, und es ist auch nicht das Ziel, dass Sie eine werden, um den Betroffenen bei seinen Übungen zu unterstützen. Aber es ist notwendig, dass Sie Basisinformationen zu Zwangsstörungen und der verhaltenstherapeutischen Methode haben, die bei den Übungen angewandt wird. Sie sollten verstehen, warum solche Übungen ein gutes Mittel gegen den Zwang sind, wie man sich deren Wirkung erklärt, und dieses Vorgehen sollte Ihnen plausibel und sinnvoll erscheinen. Von daher ist es wichtig, dass Sie die vorangehenden Kapitel dieses Buches sorgfältig durchlesen, bevor Sie sich Gedanken darüber machen, ob Sie an den Übungen gegen den Zwang aktiv mitarbeiten wollen.

(B) Bin ich optimistisch, dass solche Übungen erfolgreich sein können?

Ein solches Vorgehen mit konkreten Übungen gegen den Zwang sollte Ihnen als Helfer als eine gute Möglichkeit für die Betroffene erscheinen, um etwas gegen die Zwänge zu tun. Wenn Sie selbst sehr skeptisch sind und nicht an den Erfolg glauben, können Sie auch kein überzeugender Helfer sein. Natürlich gibt es keine Garantie dafür, dass diese Übungen erfolgreich sein werden, aber ein gewisser Optimismus ist notwendig, damit Sie der Betroffenen dabei hilfreich zur Seite stehen, sie glaubhaft in schwierigen Situationen zu einem Weitermachen motivieren und ihr auch bei einem eventuell langwierigen und zähen Verlauf beistehen können.

(C) Steht mir genügend Zeit zur Verfügung?

Um an der Planung und der Durchführung von Übungen mitzuarbeiten, braucht es Ihrerseits Zeit. Dafür sollten Sie dem Betroffenen in Ruhe, und nicht gerade knapp zwischen andere Aktivitäten eingebaut, zur Seite stehen können. Auch wenn Sie nur an der Planung beteiligt sein sollten, müssen Sie mit zumindest zwei Stunden pro Woche rechnen, an denen Sie zusammen mit dem Betroffenen die Übungen der letzten Woche nachbesprechen und die neuen für die kommende Woche festlegen. Wenn Sie auch an der Durchführung der Übungen beteiligt sind, müssen Sie entsprechend mehr Zeit vorsehen, je nachdem wie häufig und wie lange diese pro Woche stattfinden werden.

(D) Halte ich mich von meinen persönlichen Eigenschaften her für geeignet für diese Aufgabe?

Nicht jeder Mensch ist geeignet für so eine Aufgabe, oder er befindet sich selbst gerade in einer Situation oder Lebensphase, in der er nicht die Kraft und Belastbarkeit hat, anderen geduldig zur Seite zu stehen, wenn die Übungen zeitweise zäh oder gar frustrierend ablaufen. Hierfür benötigt die Helferin eigene psychische Stabilität. Und auch Eigenschaften wie Geduld, Ausdauer und Besonnenheit sind hilfreich. Sie sollten sich in diesem Sinne in Ruhe überlegen, ob Sie sich zutrauen, zum jetzigen Zeitpunkt eine gute Helferin zu sein. Wenn Sie das eher nicht glauben, seien Sie ehrlich zu sich und auch dem Betroffenen und übernehmen Sie diese Aufgabe nicht. Es gibt viele andere Möglichkeiten, den Betroffenen zu unterstützen, die auch in diesem Buch beschrieben werden.

(E) Ist meine Beziehung zum Betroffenen vertrauensvoll genug?

Die Zwänge der Betroffenen werden Sie bei einer Mitarbeit an den Übungen noch genauer kennen lernen. Vielleicht wird es dabei auch um Zwangsgedanken oder -handlungen gehen, von denen Sie bisher noch gar nichts wussten. Oft betreffen diese sehr persönliche Lebensbereiche der Betroffenen oder sind mit eigenartigen Befürchtungen und Verhaltensweisen verbunden. Damit sie Ihnen im Rahmen der Übungen Einblick in ihre Zwänge gewährt, benötigt sie eine vertrauensvolle Beziehung zu Ihnen. Fragen Sie sich selbst, ob Sie den Eindruck haben, dass diese vorhanden ist, und auch die Betroffene, ob sie Ihnen dieses nicht unerhebliche Ausmaß an Vertrauen entgegenbringt. Wenn sie dies verneint, müssen Sie sich nicht persönlich zurückgewiesen fühlen. Ihre Zwänge sind ihr dann vielleicht so peinlich, dass sie es sich zumindest zum jetzigen Zeitpunkt nicht vorstellen kann. Wenn Sie und die Betroffene aber denken, dass das notwendige Vertrauen vorhanden ist, dann ist das eine sehr gute Basis für eine gemeinsame Arbeit gegen die Zwänge.

(F) Wie schätze ich die Auswirkungen meiner Mitarbeit auf die Beziehung zum Betroffenen ein?

Wenn Sie an den Übungen gegen den Zwang mitarbeiten, bekommen Sie in diesen Übungs-Situationen automatisch die Rolle eines „Helfers“ und der Betroffene die Rolle dessen, der Ihre Unterstützung braucht. Überlegen Sie sich vorher, ob dies ein Problem für Ihr Verhältnis zu ihm darstellen könnte. Für den Betroffenen könnte es beispielsweise kränkend sein, dass Sie als Angehöriger ihm gegenüber so eine Rolle einnehmen. Oder aufgrund Ihrer bisherigen Beziehung zu ihm wissen Sie, dass er fast automatisch „allergisch“ darauf reagiert, wenn Sie ihm helfen wollen. Auch für Sie selbst könnte es schwierig sein, diese Aufgabe zu übernehmen, weil Sie nicht in die Rolle des „Helfers“ geraten möchten. Vorteilhaft ist es, wenn Sie und der Betroffene es so sehen können, dass Ihre Mitarbeit an den Übungen nur diese konkrete Aufgabe betrifft, und nicht noch weitere Lebensbereiche (in denen der Betroffene auch Ihnen einmal helfen kann).

Wenn Sie beide sich einig sind, dass Sie bei seinen Übungen gegen die Zwänge mitarbeiten werden, gilt es als Nächstes, diese Mitarbeit zu koordinieren. Zwei Punkte sind dabei auf jeden Fall zu beachten:

1) Falls sich der Betroffene in einer Verhaltenstherapie befindet, sollte Ihre Mitarbeit mit der Therapeutin abgesprochen werden (siehe hierzu **Kap. 4.4 „Wie können Sie den Betroffenen bei seiner Therapie unterstützen?“**).
2) Wenn der Betroffene nicht nur Sie, sondern noch weitere Menschen um Unterstützung bei den Übungen gebeten hat, sollte klar sein, dass nur eine Person diese Rolle übernimmt. Der Spruch „Mehrere Köche verderben den Brei“ gilt hier tatsächlich: Die Hilfe von mehreren Personen wird zu Komplikationen führen, der Betroffene muss sich auf eine Person konzentrieren können.

Nun zu Ihren Möglichkeiten der Mitarbeit bei den Übungen, wenn die genannten Voraussetzungen erfüllt sind. Was ist konkret Ihre Aufgabe? Und was sollten Sie tunlichst vermeiden?

Konkret können Sie den Betroffenen bei vier Dingen unterstützen:
1) Maßstab für normales Verhalten sein
2) Planung der Übungen
3) Durchführung der Übungen
4) Nachbesprechung der Übungen

Viele Betroffene, vor allem wenn sie schon lange an Zwängen leiden, haben aus den Augen verloren, was denn eigentlich noch normales Verhalten ist. Sie brauchen dann Unterstützung dabei, dies herauszufinden. Hier können Sie sich als Maßstab zur Verfügung stellen, was denn normal und was schon ein Zwang ist. Dafür sollten Sie sich als Angehöriger ehrlich fragen, ob Ihr eigenes Verhalten „normal“ ist oder ob Sie sich schon dem Zwang des Betroffenen angepasst haben. Wenn Sie sich unsicher sind, können Sie ja einmal Freundinnen oder Verwandte fragen, wie die es denn handhaben, zum Beispiel mit der Häufigkeit des Kontrollierens. Wenn Sie den Eindruck haben, dass Ihr Verhalten im normalen Rahmen liegt, können Sie dem Betroffenen Orientierungshilfen geben. Zu beachten ist dabei immer, dass es eine große Bandbreite von nicht-zwanghaften Verhaltensweisen gibt. Ihr Verhalten soll also nur als Anhaltspunkt für den Betroffenen dienen, letztlich muss er seine eigenen Normen festlegen.

Wenn es um die konkrete Planung und Durchführung von Übungen geht, muss Folgendes beachtet werden: Was Sie nicht leisten können (und nicht leisten sollten!) ist, dem Betroffenen die Planung oder Durchführung der Übungen abzunehmen. Es ist also nicht Ihre Aufgabe, für ihn einen Übungsplan zu entwerfen, die Art und Häufigkeit der Übungen festzulegen oder zwanghafte Verhaltensweisen bei oder nach den Übungen für ihn auszuführen, um ihm das Üben zu erleichtern. Es ist die erste Aufgabe des Betroffenen, sich über den Sinn der Übungen und deren konkrete Durchführung zu informieren. Sie können ihn dahingehend beraten, im Sinne einer „Hilfe zur Selbsthilfe“, wie er an diese Informationen kommt, ihm vor allem empfehlen, ein passendes Selbsthilfebuch zu lesen. Darin findet er die notwendigen Grundlagen, um die Übungen zu planen und durchzuführen, und auch Arbeitsblätter, um beispielsweise einen Übungsplan zu erstellen. Dazu gehören insbesondere folgende Themen (entnommen aus dem Selbsthilfebuch von Fricke & Hand, 2021):

- Feinanalyse der Zwänge
- Festlegen der Übungsziele
- Konfrontation mit dem Auslöser
- Weglassen der Zwangshandlungen und anderer ungünstiger Bewältigungsstrategien
- Umgang mit Schwierigkeiten bei den Übungen

Das Ziel des Lesens eines solchen Buches ist es, dass die Betroffene ihre eigene Therapeutin wird. Sie können die Motivation der Betroffenen dafür stärken, sich die Informationen zu besorgen und Kapitel für Kapitel durchzulesen. Besonders hilfreich ist es, wenn Sie selbst ebenfalls das Selbsthilfebuch lesen und die einzelnen Kapitel mit der Betroffenen besprechen. So können Sie auch zusammen mit ihr vereinbaren, bis wann Sie beide jeweils ein Kapitel gelesen haben, sodass es eine klare Zeitplanung hierfür gibt. Eine Auswahl an Selbsthilfebüchern finden Sie in **Kapitel 8 „Literatur und hilfreiche Adressen“.** Wir geben im folgenden Absatz eine kurze Zusammenfassung der wichtigsten Informationen (angelehnt an das oben genannte Selbsthilfebuch von Fricke & Hand, 2021), die aber das Lesen eines solchen Buches nicht ersetzen kann.

Planung und Durchführung der Übungen gegen den Zwang

Es ist entscheidend, dass sich der Betroffene konkrete und realistische Ziele für seine Expositionsübungen setzt. Für deren Planung muss er die Zwänge zuerst genau unter die Lupe nehmen (Feinanalyse der Zwänge). Dazu gehört das Erkennen der Auslöser, die Ängste, Befürchtungen oder andere unangenehme Gefühle sowie Körperreaktionen (z. B. Herzklopfen, Zittern oder Muskelverspannungen) bewirken. Diesen unangenehmen Zustand kann der Betroffene durch Zwangshandlungen, Vermeidungsverhalten oder andere ungünstige Bewältigungsstrategien (viele Beispiele dafür sehen Sie in Kap. 2, Tab. 1) beenden oder umgehen. Dadurch fühlt er sich zwar kurzfristig besser, auf die Dauer nehmen die Zwänge aber zu, da er nicht lernt, mit diesen Situationen ohne das Ausüben von Zwangshandlungen umzugehen. Dadurch wird er mehr und mehr eingeengt und belastet. Diesen Prozess gilt es nun durch gezielte Übungen gegen den Zwang umzukehren. Der Betroffene stellt sich darin den auslösenden Situationen, ohne nachfolgend Zwangshandlungen vorzunehmen. Er beginnt, entsprechend seiner vorherigen Feinanalyse der Zwänge, mit den eher leichten Übungen und arbeitet sich Schritt für Schritt, Tag für Tag, Woche für Woche zu den schwereren vor. Beispielsweise macht Frau Pagel (siehe Beispiel 1 für Kontrollzwang Seite 20) die Übung, die Wohnung am Morgen, wenn sie zur Arbeit geht, zu verlassen und den Herd vorher nur dreimal, statt wie für sie üblich zehnmal, zu kontrollieren. Sie geht auch dann den ganzen Tag nicht mehr zurück, wenn sie nach Verlassen der Wohnung fürchtet, dass der Herd noch an sein könnte, deswegen Angst bekommt und sich diese auch durch Schwitzen und innere Unruhe körperlich bemerkbar macht. Wenn sie das aushält, wird es ihr nach einiger Zeit, z.B. zwei oder drei Stunden, etwas besser gehen – und das, obwohl sie nicht zurückgegangen ist. Durch dieses Erfolgserlebnis wird sie es am nächsten Tag etwas einfacher haben, diese Übung zu wiederholen. Je öfter sie das macht, desto einfacher wird es für sie. Sie gewöhnt sich daran und lernt, mit der Situation und ihren Ängsten umzugehen.

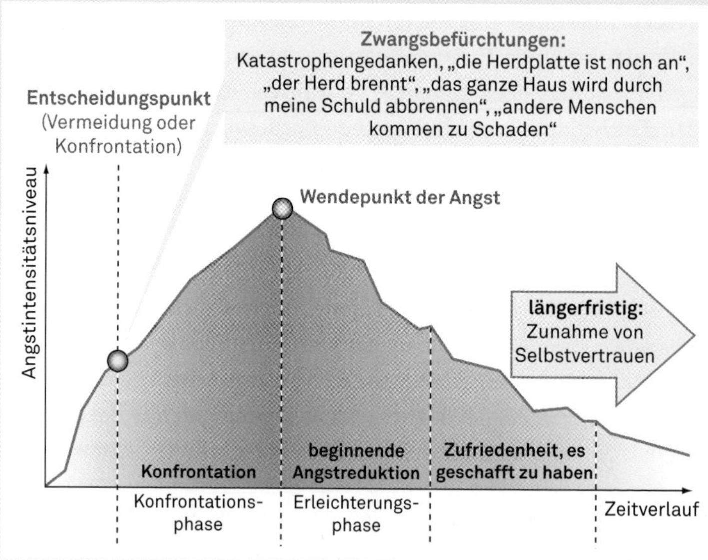

Wenn sie das geschafft hat, nimmt sie sich als Nächstes vor, den Herd nur noch zweimal zu kontrollieren, später nur noch einmal, und dann sind ihre anderen Kontrollzwänge an der Reihe. Das Prinzip ist immer das gleiche: sich dem Auslöser zu stellen und die Zwangshandlungen nicht auszuführen – trotz beängstigender Gedanken, unangenehmer Gefühle und begleitender Körperreaktionen.

Wenn der Betroffene sich nach der gemeinsamen Planung entschließen kann, die Übungen alleine durchzuführen, dann sollten Sie ihn dies tun lassen. Es hat Vorteile, da dies seine Selbstständigkeit und sein Selbstvertrauen verbessern wird. Sie können ihm dann durch eine gemeinsame Nachbesprechung und die Planung nachfolgender Übungen helfen. Manche Betroffene trauen sich dies aber alleine noch nicht zu und möchten, vor allem bei den ersten Übungen, ihren Angehörigen mit dabei haben. Dann können Sie aktiv mitarbeiten, indem Sie den Betroffenen während der Übungen durch Hilfe zu seiner Selbsthilfe unterstützen.

Ihre Mitarbeit während der Expositionsübungen

Es kann schon eine große Unterstützung für die Betroffene sein, wenn Sie mit in dem Raum sind, in welchem sie ihre Übung macht. Sie können sie dann ab und zu fragen, wie es ihr geht, um ihr eine bessere Selbstbeobachtung im Hinblick auf die mit der Zeit nachlassenden Ängste oder anderen unangenehmen Gefühle zu ermöglichen. Und es gibt noch weitere Möglichkeiten für Sie, sie zu unterstützen:

- Ihr zwischendurch immer wieder einmal Mut machen und dadurch ihre Entschlossenheit stärken.
- Ihre Anerkennung für Fortschritte während der Übung ausdrücken, dabei auch auf kleine Fortschritte achten und sie dadurch bestärken, mit der Übung fortzufahren.
- Ihren Humor einsetzen, wenn Sie den Eindruck haben, dass die Betroffene etwas damit anfangen kann! Manchmal kommt es nämlich während der Übungen zu wirklich absurden Situationen, die gar nicht selten auch die Betroffene selbst humorvoll betrachten kann. Eine humorvolle Bemerkung kann dann eine sehr gute Möglichkeit sein, um sich zusammen mit der Betroffenen Erleichterung und Abstand zu den Zwängen zu verschaffen. Das hat nichts mit einem Auslachen zu tun, sondern Sie lachen dann gemeinsam über den Zwang und seine kuriosen Forderungen. Das kann sehr heilsam sein!
- Bei Schwierigkeiten während des Übens die Dinge betonen, die die Betroffene schon geschafft hat, und sie dadurch wieder aufrichten, wenn sie selbst daran zweifelt, ob sie die Übung schaffen wird.

- Ihr einfühlsam und anspornend ihre Übungsziele in Erinnerung rufen, wenn sie die Übung vorzeitig beenden möchte. Sie können ihr auch nochmals vor Augen führen, warum es sich langfristig lohnt durchzuhalten und die kurzfristigen Belastungen auszuhalten.
- Nach den Übungen, die je nach Planung durchaus 2–3 Stunden dauern können, eine Nachbesprechung mit der Betroffenen durchführen. In dieser ist es wichtig, dass Sie ihre Erfolge betonen. Am Ende sollten Sie absprechen, welche Übungen sie sich als Nächstes zutrauen würde und wann sie diese (ggf. wieder unter Mitarbeit von Ihnen) durchführen wird. Legen Sie einen konkreten Tag und die Uhrzeit fest, möglichst innerhalb einer Woche, noch besser aber gleich am nächsten Tag.

Wenn die Übungen nicht so gut klappen, wie das der Betroffene mit Ihnen vorbesprochen hatte, ist das weder seine noch Ihre Schuld. Es ist einfach eine Tatsache, dass das Durchführen dieser Übungen sehr schwierig sein kann und diese manchmal nicht gelingen, trotz aller Bemühungen. Der Betroffene schafft beispielsweise nicht alles, was er sich vorgenommen hat, führt die Übungen nicht so durch wie abgesprochen oder beendet diese vorzeitig. Ganz entscheidend ist jetzt, wie Sie beide mit dieser Situation umgehen. Wenn es Ihnen gelingt, dies zu akzeptieren, niemandem dafür die Schuld zu geben und das Beste daraus zu machen, haben Sie gute Chancen, dass es bei zukünftigen Übungen besser laufen wird.

Umgang mit nicht erfolgreich verlaufenden Expositionsübungen

- Kritisieren Sie den Betroffenen deswegen nicht. Überlegen Sie stattdessen, was zumindest ein Teilerfolg war, und loben Sie ihn dafür, dass er diesen erreicht hat. Bricht er zum Beispiel eine Übung vorzeitig ab, ist es dennoch sehr anerkennenswert, dass er sie begonnen und bis dahin durchgeführt hat.
- Denken Sie daran, dass der Betroffene, wie jeder Mensch, gute und schlechte Tage hat. Es kann nicht jeden Tag gleich gut klappen, an manchen Tagen wird er die geplanten Übungen nur teilweise durchführen können. Auch wenn Sie erst einmal beharrlich für eine Einhaltung der ursprünglichen Übungsplanung argumentieren sollten, nützt es nichts, zu viel Druck zu machen. An einem solchen schlechten Tag sollten Sie

sich über den Betroffenen, auch wenn Sie selbst enttäuscht sind, nicht zu sehr ärgern. Es ist nicht der Betroffene, der so zäh und widerspenstig ist, sondern der Zwang.

- Ermutigen Sie den Betroffenen dazu, die Übung zusammen mit Ihnen möglichst bald, z. B. am nächsten Tag, erneut in Angriff zu nehmen. Vielleicht fällt Ihnen auch eine Möglichkeit ein, die Übung zu unterteilen, und erst einmal eine weniger schwierige Übung zu machen und dann, wenn diese gelungen ist, die ursprünglich geplante.
- Wir führen in diesem Kapitel zwar die Empfehlungen auf, die sich für viele Angehörige bei der Mitarbeit an Übungen gegen den Zwang bewährt haben, aber das soll nicht heißen, dass Sie sich sklavisch an diese halten müssen. In schwierigen Situationen während des Übens kommt man als Helfer mit starren Richtlinien, selbst wenn diese gut sind, oft nicht mehr weiter. In so einer Situation heißt es dann, flexibel zu sein, die Empfehlungen abzuwandeln und individuelle Wege zu suchen. Reagieren Sie in scheinbar verfahrenen Situationen so, wie Sie es für das Beste halten, und nutzen Sie Ihre Kreativität und Menschenkenntnis.

Abschließend möchten wir noch auf einige Verhaltensweisen eingehen, die Sie bei Ihrer Mitarbeit an den Übungen unterlassen sollten. Es ist allerdings manchmal gar nicht leicht, sie konsequent zu vermeiden. Denken Sie daran: Den perfekten Helfer gibt es nicht. Sie tun schon eine Menge, wenn Sie diese ungünstigen Verhaltensweisen kennen und so weit möglich beachten. Wenn Sie während oder nach den Übungen merken, dass Sie ein solches Verhalten ungewollt doch gezeigt haben, ist das eine wichtige Erkenntnis und ermöglicht es Ihnen dazuzulernen und es beim nächsten Mal noch besser zu machen.

Was Sie als Mitarbeiterin bei den Expositionsübungen unterlassen sollten

- Sie sollten dem Betroffenen nicht zu viel abnehmen, es ist wichtig, dass er seine Selbstständigkeit behält und immer seine eigenen Entscheidungen trifft. Sie bestimmen also nicht, welche Übungen er macht, sondern er selbst muss sich jeweils dafür entscheiden. Viele Angehörige werden von den Betroffenen gefragt: „Soll ich diese Übung jetzt wirklich machen?“ Wenn Sie das beantworten würden, hätten Sie die

Entscheidung getroffen, nicht der Betroffene. Besser wäre es beispielsweise, mit einer Rückfrage an den Betroffenen zu reagieren: „Möchtest du die Übung jetzt machen?"

- Versuchen Sie nicht, den Betroffenen davon zu überzeugen, dass seine Befürchtungen unsinnig sind. Diese Diskussion führt nicht weiter, denn ein gewisses „Restrisiko" wird immer bestehen, selbst wenn es nur aus Sicht des Betroffenen vorhanden ist. Er muss selbst entscheiden, ob er dieses „Risiko" eingehen möchte. Ein Beispiel: Rein theoretisch ist das Risiko, dass der Herd nach dreimal statt zehnmal kontrollieren noch an ist, minimal größer; der Betroffene muss letztlich selber festlegen, ob er dieses Risiko im Rahmen seiner Übung eingehen will.
- Generell ist es nicht sinnvoll, während der Übungen lange Besprechungen mit dem Betroffenen durchzuführen. Sie sollten solche Diskussionen bald beenden, indem Sie darauf hinweisen, dass die Zeit sonst für die Übungen verloren geht und Sie ja gerade deswegen da sind, um ihm bei diesen zu helfen, und nicht zum Diskutieren. Erinnern Sie ihn an seine eigene Übungsplanung (das zeigt nochmals, wie wichtig eine konkrete Planung der Übungen ist, jetzt können Sie und der Betroffene von einer guten Planung profitieren)!
- Seien Sie sparsam mit Kritik. Sie können den Betroffenen bei den Übungen besser motivieren, wenn Sie seine Fortschritte beachten und ihm diese jeweils anerkennend rückmelden, als wenn Sie besonders auf die Mängel achten.
- Kommen Sie den Forderungen des Zwanges konsequent nicht nach! Führen Sie also keine Zwangshandlungen für den Betroffenen aus. Wenn er es leider nicht schaffen sollte, bei einer Übung ganz auf seine Zwangshandlungen zu verzichten, oder wenn er diese entgegen der Planung später doch noch durchführt, ist das seine Entscheidung. Sie können ihn nicht daran hindern, aber mitmachen sollten Sie dabei nicht. Ein Beispiel: Sie sollten nach einer „Verschmutzungsübung" in der Wohnung nicht bei einem späteren Reinigen helfen, das würde den Zwang langfristig nur stärken.
- Beantworten Sie möglichst keine zwanghaften Fragen des Betroffenen. Einzelne, nachvollziehbare Fragen können Sie beantworten, oft wissen die Betroffenen tatsächlich nicht mehr, wie man sich normalerweise in bestimmten Situationen verhält (z. B. wie oft duschen pro Tag „normal" ist). Aber wenn Sie dieselbe Frage wiederholt gestellt bekommen, sollten Sie sie nicht erneut beantworten. Sagen Sie dem Betroffe-

nen stattdessen, dass Sie dies ja schon beantwortet hätten und es jetzt wichtig ist, dass er seine eigenen Antworten findet.

- Geben Sie Rückversicherungsfragen nicht nach. Fragen des Betroffenen wie „Habe ich das richtig gemacht?", „Ist der Herd wirklich aus?" oder „Könnte ich mich nicht doch infiziert haben?" sind Ausdruck der Zwangsstörung. Der Betroffene muss lernen, sich auf sich selbst zu verlassen und auch mit Unsicherheiten zu leben. Wie Sie ja wissen, gehören Rückversicherungsfragen zu den ungünstigen Bewältigungsstrategien des Betroffenen. Wenn Sie diese Fragen beantworten, wird er zwar kurzzeitig beruhigt sein, aber spätestens in der nächsten ähnlichen Situation erneut fragen und damit abhängig von anderen Menschen bleiben (die früher oder später von solchen Fragen genervt sein werden).

Nun haben Sie eine Menge darüber gelesen, was es beim gemeinsamen Kampf gegen den Zwang zu beachten gilt. Wenn Sie und der Betroffene sich einig sind, spricht nichts mehr dagegen loszulegen! Es wird voraussichtlich anstrengend werden und Durchhaltevermögen brauchen. Es ist aber auch sehr befriedigend, auf diese Weise ganz konkret an den Zwängen zu arbeiten, etwas gezielt gegen diese tun zu können. Wenn die ersten Erfolge eintreten, wird das Ihnen und dem Betroffenen den Mut geben weiterzumachen, noch mehr zu erreichen und den Zwang Schritt für Schritt wegzudrängen. Sie haben eine gute Chance, dass Sie auf diese Weise erfolgreich sein werden! Wir möchten aber nicht verschweigen, dass sich dieser Erfolg nicht immer einstellt. Diese Methode hat sich vielfach bewährt, eine Erfolgsgarantie gibt es aber nicht. Wenn Sie also nach der Mitarbeit an mehreren Übungen gegen den Zwang merken, dass diese überhaupt nichts bringen, keinerlei Erfolge zu sehen sind, ist es an der Zeit, innezuhalten und sich mit dem Betroffenen zusammen zu überlegen, wie es jetzt weitergehen könnte. Vielleicht kommen Sie so gemeinsam auf neue Ideen, wie Sie gegen den Zwang in Selbsthilfe vorgehen könnten. Wenn nicht, sollten Sie dies zum Anlass nehmen, nochmals mit dem Betroffenen über die Möglichkeit einer professionellen Therapie zu sprechen. Es erst einmal mit Selbsthilfe zu versuchen ist ein nachvollziehbares Vorgehen, und wenn dies gelingt, ist eine professionelle Therapie vielleicht gar nicht nötig. Wenn es aber nicht klappt, ist es an der Zeit, diese Entscheidung zu überdenken und es vielleicht doch mit professioneller Hilfe zu versuchen. Wie Sie dies mit dem Betroffenen besprechen und ihn dabei unterstützen können, darum geht es im nächsten Kapitel.

4.3 Was können Sie tun, damit der Betroffene eine professionelle Therapie beginnt?

Im **Kapitel 3 „Selbsthilfe- und Therapiemöglichkeiten für Menschen mit einer Zwangsstörung“** konnten Sie vieles zu den empfehlenswerten Behandlungsmöglichkeiten bei Zwangsstörungen nachlesen. Voraussetzung für eine solche Therapie ist, dass der Betroffene ein entsprechendes Angebot auch annimmt. Manche Betroffene tun sich damit schwer, zum Teil weil sie sich für ihre Probleme und Zwangssymptome schämen, zum Teil auch aus der Angst heraus, dass dort etwas gegen ihren Willen passieren könnte. Wieder andere sehen einfach keinen Sinn darin, sich in Behandlung zu begeben, haben sich mit ihren zwanghaften Verhaltensweisen arrangiert oder wollen aus anderen Gründen daran nichts ändern. Als Angehörige können Sie die Rolle des Therapeuten nicht übernehmen, aber Sie können den Betroffenen dabei unterstützen, eine professionelle Therapie in Anspruch zu nehmen. Zu Beginn dieses Abschnitts gehen wir dabei auf die Frage ein, wann eine Therapie überhaupt notwendig ist (4.3.1), und nennen dann Möglichkeiten, wie Sie den Betroffenen dazu motivieren können, eine Therapie zu beginnen (4.3.2). Der letzte Abschnitt ist dem schwierigen Thema gewidmet, was Sie tun können, wenn der Betroffene eine Therapie dennoch strikt ablehnt (4.3.3).

4.3.1 Wann ist eine Therapie eigentlich notwendig?

Wenn einige typische Symptome bestehen, die auf eine Zwangsstörung hinweisen (Beispiele hierfür haben wir in **Kapitel 1.1 „Was ist eine Zwangsstörung? Welche Arten von Zwängen gibt es?“** beschrieben und dort auch eine Checkliste gezeigt), sollte der Betroffene eine Fachperson aufsuchen, um die Symptome abklären und sich diesbezüglich beraten zu lassen. Ein erstes Gespräch darüber kann beispielsweise bei der Hausärztin stattfinden, die als Vertrauensperson oft die naheliegendste Ansprechpartnerin ist. Diese kann im Gespräch mit dem Betroffenen, wenn gewünscht auch in Ihrem Beisein, klären, ob sie zur weiteren

Abklärung und Beratung einen mit Zwangsstörungen erfahrenen ärztlichen oder psychologischen Psychotherapeuten empfiehlt. Der Betroffene kann sich aber auch direkt an einen Psychotherapeuten wenden.

Wenn sich bei diesen Abklärungen die Diagnose einer Zwangsstörung bestätigt, ist dies kein Grund zur Panik, da es gute Behandlungsmöglichkeiten gibt, wie Sie ja aus dem **Kapitel 3 „Selbsthilfe- und Therapiemöglichkeiten für Menschen mit einer Zwangsstörung“** wissen. Es gibt ein paar Kriterien, an denen Sie sich bei der Frage orientieren können, ob Selbsthilfemaßnahmen ausreichen oder ob möglicherweise eine professionelle Therapie notwendig ist.

Selbsthilfe kann ausreichen, wenn ...

- die Zwangssymptomatik relativ leicht ausgeprägt ist
- die Zwangssymptomatik noch nicht lange besteht
- der Betroffene in seinen Lebensbereichen wenig beeinträchtigt ist, er z.B. arbeitet, regelmäßigen Aktivitäten nachgeht, gute Kontakte zu anderen Menschen hat
- der Betroffene mit den Angeboten von Selbsthilfe etwas anfangen kann, also mit schriftlichen Informationen (Selbsthilfebücher) oder dem Computer gut zurecht kommt und sich zu regelmäßigen Übungen gegen den Zwang motivieren kann
- Angehörige zu dem Betroffenen eine gute Beziehung haben und ihn bei seiner Selbsthilfe unterstützen können und wollen

Eine professionelle Therapie ist empfehlenswert, wenn ...

- schwere, beeinträchtigende Zwänge bestehen
- die Zwänge schon seit Jahren vorhanden sind
- die Betroffene durch die Zwänge in ihren Lebensbereichen beeinträchtigt ist, keine regelmäßige Tagesstruktur besteht, wenig soziale Kontakte vorhanden sind
- zusätzlich eine Depression oder andere psychische Probleme aufgetreten sind
- Selbsthilfe der Betroffenen eher wenig Erfolg versprechend erscheint, sie ein entsprechendes Buch beispielsweise nicht durchliest oder damit nicht viel anfangen kann
- frühere Selbsthilfebemühungen nicht ausreichend geholfen haben
- die Situation zu Hause sehr belastend ist, erhebliche Familien- oder Partnerschaftskonflikte bestehen

Hierbei gibt es natürlich auch noch einige andere Aspekte zu berücksichtigen, letztlich ist es immer eine individuelle Entscheidung, ob jemand eine Therapie für notwendig hält oder nicht. Oft spricht nichts dagegen, erst einmal mit Selbsthilfemaßnahmen zu beginnen, wenn sich der Betroffene dies zutraut, und erst wenn diese nicht ausreichen sollten, eine professionelle Therapie zu machen. Wenn allerdings eines oder sogar mehrere der oben beschriebenen Kriterien dafür erfüllt sind, dass eine Selbsthilfe eher nicht ausreicht, erscheint eine professionelle Therapie von Anfang an empfehlenswerter. Die Selbsthilfemaßnahmen können dann begleitend zu dieser Therapie stattfinden.

4.3.2 Wie können Sie den Betroffenen dazu motivieren, eine Therapie zu beginnen?

Die wichtigste Voraussetzung dafür ist es, mit dem Betroffenen ins Gespräch über seine Erkrankung zu kommen **(Kapitel 4.2.1 „Ins Gespräch über die Erkrankung kommen")**. In diesem können Sie dann mit ihm zusammen die oben genannten Kriterien durchgehen, ob eine professionelle Therapie notwendig ist. Zusätzlich können Sie ihm empfehlen, sich selber weiter über Zwangsstörungen und deren Behandlungsmöglichkeiten zu informieren, beispielsweise mit Hilfe von entsprechender Selbsthilfeliteratur, die dann sowohl Sie als auch der Betroffene lesen und über die Sie gemeinsam sprechen können. Hören Sie sich die eventuellen Vorbehalte bzgl. einer Therapie in Ruhe an und versuchen Sie, diese aus der Sicht des Betroffenen zu verstehen. Dann diskutieren Sie die kurz- und vor allem langfristigen Vor- und Nachteile einer professionellen Therapie. Sie können hierfür eine 4-Felder-Tafel (**siehe Tab. 2**) zu Hilfe nehmen, die Sie zusammen mit dem Betroffenen ausfüllen, um alle Argumente möglichst sachlich zu analysieren. Sie sollten im Gespräch mit dem Betroffenen auch deutlich machen, dass es auch für Sie eine Entlastung wäre, wenn er eine Therapie macht. Sie können ihm beispielsweise sagen, dass Sie sich sehr wünschen würden, wieder mehr über andere Themen als seine Zwangsstörung nachzudenken und mit ihm zu besprechen, und es Ihnen helfen würde, wenn Sie wüssten, dass er über die Zwänge mit einem Therapeuten spricht.

In Tabelle 2 finden Sie ein Beispiel einer ausgefüllten 4-Felder-Tafel zur Therapiemotivation einer unserer Patientinnen, die zwar aufgrund ihrer Zwänge schon deutliche Probleme am Arbeitsplatz und mit ihrem Partner hatte, aber dennoch sehr unsicher war, ob sie eine Verhaltenstherapie beginnen sollte. Das Ausfüllen dieser Tafel war für die Patientin insofern eine Hilfe, als sie dadurch „schwarz auf weiß" sehen konnte, dass sie die allermeisten langfristigen Folgen einer Therapie als positiv (+) einschätzte, während eine Entscheidung gegen eine Therapie eindeutig negative (–) Folgen hätte. Ihre Unsicherheit beruhte also vor allem

Tabelle 2: Beispiel einer 4-Felder-Tafel zum Thema „Therapie machen oder keine Therapie machen" einer unentschlossenen Betroffenen

	Kurzfristige Folgen	Langfristige Folgen
Wenn ich eine Therapie mache	– Ich habe den Therapie-Stress noch zusätzlich zu meinen sonstigen Alltags-Anforderungen – Ich werde noch mehr Ängste haben, wenn ich mich in der Therapie mit meinen Zwängen konfrontiere und weiß ja nicht, ob das wirklich hilft + Andererseits wäre es entlastend, endlich etwas Konkretes gegen die Zwänge zu tun, auch für meinen Partner und meine Eltern	+ Den meisten Menschen hilft so eine Therapie, vielleicht also auch mir + Wenn ich jetzt nichts tue, wird sich nichts ändern, das habe ich die letzten Jahre schon erlebt + Wenn es gut läuft in der Therapie, wird sich das auch positiv auf meine Arbeit und meine Partnerschaft auswirken + Noch länger mit dem Therapiebeginn zu warten nützt nichts, es muss wohl irgendwann sein, dann besser jetzt gleich – Ich habe Angst, dass in der Therapie etwas passiert, das mir letztlich schaden wird
Wenn ich keine Therapie mache	+ Ich wäre erleichtert; der Druck, jetzt eine Therapie machen zu müssen, wäre vorbei + Später kann ich immer noch eine Therapie machen + Bisher bin ich auch ohne Therapie irgendwie zurechtgekommen – Ich würde mich schlecht fühlen, wenn ich jetzt wieder nichts Konkretes gegen meine Zwänge unternehme	– Ich hätte für mich keine aussichtsreiche Perspektive, an den Zwängen würde sich nichts ändern – Lange wird mein Arbeitgeber das nicht mehr mitmachen, vielleicht verliere ich auch noch meinen Job – Mein Partner wird weiter unter meinen Zwängen leiden, auch wenn ich nicht glaube, dass er mich deswegen verlassen wird

+: Vorteile; – Nachteile

auf den kurzfristigen Folgen, hier vermutete sie mehr negative als positive Punkte. Auf diese Weise konnte die Diskussion mit ihr über folgende grundsätzliche Frage geführt werden: Ist sie bereit, kurzfristig möglicherweise auftretende Belastungen und andere vorübergehende negative Auswirkungen eines Therapiebeginns in Kauf zu nehmen, um langfristig die Chance zu haben, von der Therapie zu profitieren? Nachdem sie diese Dinge mit ihrem Partner und ihren Eltern besprochen hatte, entschied sie sich für die Aufnahme der Therapie.

Inwieweit sollte man als Familienangehöriger, Partner oder Freundin darüber hinaus auch konkret bei der Therapeutensuche helfen? Grundsätzlich wäre es natürlich wünschenswert, wenn sich die Betroffenen alleine darum kümmert. Andererseits haben wir als Therapeuten es schon oft erlebt, dass nicht die Betroffene selbst, sondern eine ihr nahestehende Person den ersten Kontakt zu uns telefonisch oder schriftlich herstellte und dies dann auch dazu führte, dass die Betroffene eine Therapie begann. Sicher ist, dass letztlich zumindest eine Minimal-Motivation bei einer Betroffenen selbst notwendig ist, um überhaupt erst einmal zum Therapeuten zu gehen. Es wird dann eines der Hauptziele des Therapeuten sein, gerade in den ersten Sitzungen die Veränderungs- und Therapiemotivation der Betroffenen zu stärken, um eine erfolgreiche Behandlung zu ermöglichen.

4.3.3 Und wenn der Betroffene eine Therapie dennoch strikt ablehnt?

Was können Sie aber tun, wenn es der Betroffene trotz aller Motivationsversuche ablehnt, eine Therapie zu beginnen? Die folgende Grundregel gilt in diesem Fall: Der Betroffene muss letztlich selbst entscheiden, ob er sich im Rahmen einer professionellen Therapie helfen lassen will – Sie können ihm diese Entscheidung nicht abnehmen! Es nützt also höchstwahrscheinlich nichts, fortwährend auf ihn einzureden, ihn durch immer mehr Druck doch noch überzeugen zu wollen. Unter einer solchen Situation leidet das Umfeld des Betroffenen oft noch mehr als er selbst – und die auf diese Weise „Mitbetroffenen“ können den Zwangskranken dennoch nicht dazu veranlassen, seine Entscheidung zu ändern. Das heißt aber nicht, dass Sie deswegen dem Zwang des Betroffenen und seinen Folgen machtlos ausgeliefert sind. Im Gegenteil, es ist wichtig, dass Sie in solch einer Situation vor allem auf sich selbst schauen! Auch wenn Sie den Betroffenen nicht ändern können, können Sie doch entscheiden, wie Sie auf dessen Verhalten reagieren. Sie sollten sich überlegen, was Sie für sich selbst tun können, um dennoch ein zufriedenstellendes Leben zu führen. Das kommt dann letztlich auch dem Betroffenen zugute. Darauf gehen wir in **Kapitel 5 „Was können Sie für sich selbst tun?“** noch näher ein.

Wenn der Betroffene keine professionelle Therapie aufnehmen will, obwohl es sinnvoll wäre, dann ist es besonders wichtig, dass Angehörige nicht bei den Zwangsritualen mitmachen. Eine fehlende Therapiemotivation des Betroffenen würde dadurch noch unterstützt werden: Er wird dann mit seinen Zwängen weiterhin einigermaßen zurechtkommen, warum sollte er also eine Therapie machen? Wenn Angehörige hingegen das Mitmachen bei Zwangsritualen konsequent zurückweisen, wird es dem Betroffenen zwar kurzfristig schlechter gehen, das kann ihm aber zu der Erkenntnis verhelfen, dass eine Therapie für ihn doch mehr Vor- als Nachteile hat. Uns ist bewusst, dass das eine Idealvorstellung in Bezug auf das Verhalten von Angehörigen ist. Wir wissen, wie schwer es für diese ist, die ihnen nahestehende Person leiden zu sehen und den Druck auszuhalten, den diese Situation möglicherweise erzeugt. Und

Tabelle 3: 4-Felder-Tafel zur Abgrenzung gegenüber den Forderungen und Bedürfnissen des Betroffenen und seines Zwangs

	Kurzfristige Folgen	Langfristige Folgen
Klare Abgrenzung		
Wenig Abgrenzung		

dennoch führt wohl kein Weg daran vorbei, sich eindeutig von den durch den Zwang hervorgerufenen Bedürfnissen des Betroffenen abzugrenzen. Vielleicht füllen Sie in dieser schwierigen Situation ja einmal eine etwas veränderte 4-Felder-Tafel, wie sie unten abgebildet ist (siehe **Tab. 3**), für sich selbst aus? Sie werden wahrscheinlich sehen können, dass eine klare Abgrenzung langfristig mehr positive als negative Folgen für Sie selbst und wahrscheinlich auch den Betroffenen hat, auch wenn sie kurzfristig zu mehr Belastungen führt.

4.4 Wie können Sie den Betroffenen bei seiner Therapie unterstützen?

In diesem Kapitel geht es um Ihre Möglichkeiten, die Betroffene zu unterstützen, wenn sie eine Therapie macht. Hauptsächlich meinen wir damit eine kognitive Verhaltenstherapie **(siehe Kapitel 3 „Selbsthilfe- und Therapiemöglichkeiten für Menschen mit einer Zwangsstörung“)**, die das Ziel hat, dass sich die Betroffene aktiv mit ihren Zwängen auseinandersetzt. Hier stellt sich für Angehörige fast immer die Frage, ob sie die Betroffene bei dieser Therapie unterstützen können und wenn ja wie. Das beginnt schon bei der Frage, ob es hilfreich sein könnte, wenn sie einmal mit zur Therapeutin gehen (4.4.1). Aber auch darüber hinaus ist es für Angehörige oft schwer zu entscheiden, inwieweit sie sich in eine laufende Therapie einschalten sollten oder ob das möglicherweise eher ungünstig ist, sei es bei den therapeutischen Übungen gegen den Zwang (4.4.2) oder bei anderen Therapiezielen (4.4.3). Wichtig ist für viele Angehörige auch die Frage, wie sie mit Verschlechterungen oder fehlenden Fortschritten im Laufe der Therapie umgehen können (4.4.4). Auf Ihre Möglichkeiten, zum langfristigen Therapieerfolg beizutragen, gehen wir am Ende dieses Abschnitts (4.4.5) ein.

4.4.1 Zusammen mit dem Betroffenen zu seiner Therapeutin gehen

Angehörige sind oft sehr unsicher, ob es richtig ist, wenn sie einmal mit in eine Therapiesitzung des Betroffenen gehen. Viele würden dies gerne tun, um selbst mehr Informationen zu bekommen und zu fragen, was sie tun können, um den Betroffenen zu unterstützen. Auf der anderen Seite haben manche die Vorstellung, dass ein Therapiegespräch nur zwischen Patient und Therapeutin ablaufen sollte und das „Einmischen" eines anderen in diese Situation nicht passend ist. Das sind aus unserer Sicht Vorstellungen vom Ablauf einer Therapie, die nicht mehr aktuell sind. Der Einbezug enger Bezugspersonen wird auch in den aktuellen Behandlungsempfehlungen bzw. Leitlinien klar empfohlen, sofern die Betroffene einverstanden ist (S3-Leitlinie Zwangsstörungen, DGPPN, 2022). Gerade bei Zwangsstörungen, von denen das Umfeld des Betroffenen praktisch immer mitbetroffen ist, wäre es ein Nachteil, wenn die Therapeutin nicht auch das Umfeld kennen lernt oder der Angehörige keine Möglichkeit hat, seine Fragen auch einmal direkt mit der Therapeutin zu besprechen. Nach unserer Erfahrung ist es meistens günstig, wenn bei einer solchen Sitzung auch der Betroffene anwesend ist, da dieser dann aktiv mit einbezogen ist. Häufig haben Angehörige auch Ängste, dass sie von einer Therapeutin die Schuld für die Erkrankung des Betroffenen zugewiesen bekommen könnten. Wie Sie in **Kapitel 2 „Wie Zwangsstörungen entstehen und warum sie nicht von alleine wieder verschwinden"** lesen konnten, entsprechen solche Vorstellungen nicht dem heutigen Stand des Wissens, und eine kompetente Therapeutin weiß das auch.

Grundsätzlich spricht also einiges dafür, dass Angehörige auch einmal mit dem Betroffenen gemeinsam zu einer Sitzung einer laufenden Therapie gehen. Dies kann große Vorteile für alle Beteiligten haben: Für Angehörige kann es hilfreich sein, eigene Fragen in Bezug auf Zwangsstörungen oder den Umgang mit den Zwängen des Betroffenen klären zu können. So werden sie auch dessen Verhalten zu Hause eher verstehen und ihn bei seinem Kampf gegen den Zwang besser unterstützen können. Auch der Betroffene kann davon profitieren, wenn er einmal im Rahmen einer solchen Sitzung noch klarer als bisher mitbekommt, wie sein Angehöriger die Situation einschätzt, welche Fragen er hat und was der Therapeut darauf antwortet. Beide zusammen, Angehöriger und Betroffener, können in dieser Situation vielleicht auch besser die gegenseitigen Erwartungen aneinander ansprechen, als dies zu Hause möglich wäre. Und der Therapeut kann seinen Eindruck von der Gesamtsituation ergänzen, indem er die Sicht von den seiner Patientin nahestehenden Menschen mit einbezieht. Es ist daher in den allermeisten Fällen sinnvoll, wenn schon im Rahmen der ersten Sitzungen der Therapeut und der Betroffene miteinander besprechen, ob z. B. die Eltern, die Lebenspartnerin oder auch ein guter Freund einmal zu einer Therapiesitzung dazukommen. Aber auch in späteren Sitzungen können gemeinsame Gespräche sehr sinnvoll sein. Insbesondere wenn Zwänge schon sehr lange bestehen, sind ja viele Angehörige in die Erkrankung eingebunden, manchmal ohne es in allen Bereichen genau zu bemerken. Der Therapeut als Außenstehender kann möglicherweise Hinweise geben, wo Angehörige ungewollt den Zwang unterstützen, und dabei helfen, dass sie ihre eigene Wahrnehmung diesbezüglich schulen. Anschließend können Sie als Angehöriger dann besprechen, wie Sie den Zwängen wirkungsvoll die Unterstützung entziehen können. Hierbei kann der Therapeut auch „seelisch-moralische" Unterstützung geben, falls Sie ein schlechtes Gewissen gegenüber dem Betroffenen bekommen sollten, wenn Sie die Zwänge nicht mehr unterstützen.

Für die Entscheidung, ob man als Angehöriger ein- oder auch mehrmals mit zur Therapeutin der Betroffenen gehen sollte, spielen letztlich drei Personen eine Rolle: die Betroffene, der Angehörige und die Therapeutin. Die Initiative kann von jedem der drei ausgehen: Sie als Angehöriger können mit dem Betroffenen sprechen und ihn fragen, ob er einverstanden wäre, wenn Sie einmal an einer Therapiesitzung teilnehmen. Oder die Betroffene findet es von sich aus gut, wenn Sie einmal mitkommen, und bespricht es mit Ihnen und ihrer Therapeutin. Nicht selten regt aber auch die Therapeutin an, dass ein oder mehrere Angehörige daran teilnehmen, damit sie ein besseres Bild von der Gesamtsituation bekommt. Je nachdem, auf welche Weise eine gemeinsame Therapiesitzung zustande kommt und wer welches Anliegen hat, unterscheidet sich auch deren Ablauf. So ein Gespräch wird also nicht nach „Schema F" geführt, und vielleicht fragen Sie sich ja vorher, was genau auf Sie zukommt oder wie Sie sich verhalten sollten. Wir haben daher im Folgenden ein paar Punkte zusammengefasst, an denen Sie sich orientieren können, wenn Sie sich auf ein solches Gespräch vorbereiten möchten.

Leitfaden für Angehörige für eine erste Therapiesitzung zusammen mit dem Betroffenen und dessen Therapeuten

Vor der Sitzung

1) Wenn der Therapeut angeregt hat, dass Sie einmal mitkommen, können Sie die Sitzung einfach auf sich zukommen lassen. Möglicherweise wird der Therapeut hauptsächlich Ihre Sicht der Situation erfragen, um sich selbst ein umfassenderes Bild machen zu können.
2) Unabhängig davon, wer die gemeinsame Sitzung angeregt hat, können Sie die Gelegenheit aktiv nutzen, um dem Therapeuten Fragen zu stellen. Dieser kann sie dann individuell auf Ihre Situation bezogen beantworten.
3) Es lohnt sich, wenn Sie sich Ihre Fragen vorher konkret überlegen und am besten auch aufschreiben. Dann haben Sie es leichter, während der Sitzung die für Sie wichtigen Punkte auch wirklich anzusprechen.
4) Ein Gespräch zwischen Ihnen und dem Betroffenen vor der gemeinsamen Therapiesitzung ist empfehlenswert. Fragen Sie ihn, was er von der gemeinsamen Sitzung erwartet, und schildern Sie ihm Ihre Vorstellungen. Optimal wäre es, wenn Sie sich gemeinsam vorher überlegen, wie Sie die Sitzung so nutzen können, dass Sie und er etwas davon haben.
5) Wenn Sie oder der Betroffene auch Probleme ansprechen möchten, die Sie auf persönlicher Ebene miteinander haben, wäre es ebenfalls gut, dies vorher miteinander zu besprechen. Diese Themen anzusprechen kann sehr sinnvoll sein, nur sollten Sie sich vor überhöhten eigenen Erwartungen schützen. So wird ein langdauernder Paarkonflikt oder ein Familienproblem meist nicht in einer Sitzung geklärt werden können.
6) Machen Sie sich keine unnötigen Sorgen wegen eines solchen Gespräches, Sie sind für dessen Gelingen nicht verantwortlich, können sich nur bemühen, es gut vorzubereiten.

Während der Sitzung

1) Der Therapeut wird bei einer solchen Sitzung der Gesprächsleiter sein. Sie können also die Verantwortung für die Strukturierung ihm überlassen, sollten aber eigene Anliegen früh äußern, damit er sie in seine Gesprächsplanung einbeziehen kann. Viele Therapeuten fragen zu Beginn erst einmal alle Beteiligten nach ihren Themen für das Gespräch. In diesem Fall können Sie dann gleich Ihre Anliegen äußern.
2) Wenn Sie während der Sitzung merken, dass Ihre Anliegen nicht genügend beachtet werden oder Sie keine Zeit für Ihre Fragen bekommen,

sollten Sie offen ansprechen, dass es Ihnen wichtig wäre, dass ein Teil der Sitzung auch dafür genutzt wird.

3) Falls Sie am Ende des Gespräches den Eindruck haben, dass noch ein oder auch mehrere gemeinsame Gespräche sinnvoll wären, teilen Sie dies den anderen mit. Die Frage, ob und wenn ja wann das auch aus Sicht des Therapeuten und des Betroffenen sinnvoll erscheint, kann dann gleich diskutiert werden.
4) Alle Beteiligten sollten einander zuhören, sich ausreden lassen, sich offen äußern, ohne den anderen zu verletzen. Gegenseitige Vorwürfe führen nicht weiter. Wenn Sie sich gut vorbereiten, wird es Ihnen leichter gelingen, das Gespräch zumindest von Ihrer Seite aus in diesem Sinne zu führen. Oft hilft auch die Gesprächsleitung durch den Therapeuten dabei, dass das Gespräch in einer förderlichen Atmosphäre abläuft.

Nach der Sitzung

1) Besprechen Sie nach der Sitzung nochmals mit dem Betroffenen Ihre und seine Eindrücke und mögliche Konsequenzen. Das können Sie gleich nach der Sitzung machen oder auch erst nach ein paar Stunden oder Tage später, wenn jeder für sich darüber nachgedacht hat. Machen Sie es so, wie es für Sie und den Betroffenen am besten ist.
2) Wenn andere Angehörige nicht dabei sein konnten oder wollten, können Sie diese im Nachhinein über die Sitzung informieren und auch deren Sichtweisen besprechen. Fragen Sie aber in jedem Fall vorher den Betroffenen, ob er damit einverstanden ist und ob er dabei sein möchte.
3) Auch falls keine weiteren gemeinsamen Sitzungen vereinbart wurden, können Sie zu einem späteren Zeitpunkt wieder einmal zu einer Sitzung dazukommen, wenn dies sinnvoll erscheint. Weitere Gespräche werden Ihnen leichter fallen, da Sie den Therapeuten dann schon kennen.

4.4.2 Unterstützung bei therapeutischen Übungen gegen den Zwang

Durch das Lesen von **Kapitel 4.2,** besonders den Teil über die **„Mitarbeit bei konkreten Übungen gegen den Zwang“,** können Sie sich darüber informieren, wie Sie den Betroffenen bei den Übungen gegen den Zwang im Rahmen von Selbsthilfe unterstützen können und was es dabei zu beachten gilt. Wenn dies im Rahmen einer laufenden Verhaltenstherapie geschieht, sind die Prinzipien die gleichen, sodass wir diese hier nicht erneut beschreiben. Eines möchten wir aber nochmals betonen: dass Sie als Angehöriger bei solchen verhaltenstherapeutischen Übungen konkret mitarbeiten, ist alles andere als selbstverständlich! Die Anforderungen, die dies an Sie stellt, sind nicht zu unterschätzen, und es kann gute Gründe dafür geben, dass Sie das nicht möchten. Wenn Sie beispielsweise denken, dass Sie nicht die geeignete Person dafür sind, oder wenn Sie fürchten, die Beziehung zum Betroffenen dadurch negativ zu beeinflussen (siehe **Kapitel 4.2.4 „Mitarbeit bei konkreten Übungen gegen den Zwang“**). Es ist nicht leicht, gleichzeitig Therapie-Helferin und Lebenspartnerin, Eltern, erwachsenes Kind, Geschwister oder guter Freund zu sein, und manchmal geht das einfach nicht. Dann sollten Sie diese Aufgabe dem Therapeuten überlassen. Sie können sich dann darauf konzentrieren, dem Betroffenen in anderen Bereichen Hilfe zukommen zu lassen, was für diesen ebenfalls sehr wertvoll ist. Dazu gehört, dem Zwang die Unterstützung zu entziehen (siehe Kapitel 4.2.2) und dem Betroffenen beizustehen und nicht dem Zwang (siehe Kapitel 4.2.3), und insbesondere die schon mehrfach angesprochene allgemeine seelische Unterstützung.

Wenn Sie sich hingegen entschieden haben, den Betroffenen bei seinen Übungen gegen den Zwang zu begleiten, sind aufgrund der gleichzeitig laufenden professionellen Therapie zwei wichtige Grundsätze zu beachten:

1. Der Therapeut ist der Therapeut, Sie haben andere wichtige Aufgaben

Wenn Sie die Betroffene bei ihren Übungen gegen den Zwang im Rahmen einer laufenden Verhaltenstherapie unterstützen, hat das im Vergleich zur alleinigen Selbsthilfe einen großen Vorteil: Es gibt einen Therapeuten, zu dem die Betroffene regelmäßig geht und der die Therapie durchführt. Das hat die folgenden Konsequenzen:

- Für die Planung und Durchführung der Therapie ist der Verhaltenstherapeut zuständig. Er bespricht die jeweils nächsten Schritte und Übungen mit dem Betroffenen.
- Als Angehöriger sollten Sie diese Planung dem Therapeuten überlassen, Sie können diese Rolle nicht auch noch übernehmen, das würde ein Durcheinander ergeben.

- Dadurch können Sie sich ganz darauf konzentrieren, die Betroffene bei der konkreten Durchführung der geplanten Übungen zu unterstützen, und sie ermutigen, sich diesen schwierigen Herausforderungen zu stellen.

2. Die Therapeutin ist auch die Koordinatorin, Absprachen mit ihr sind entscheidend

Auch dies ist eine Entlastung für Sie: Da die Therapeutin für die gesamte Therapieplanung zuständig ist, unterstützt sie auch Sie bei Ihrer Mitarbeit. Eine solche Unterstützung wäre es beispielsweise, wenn sie Sie ab und zu für gemeinsame Sitzungen zusammen mit dem Betroffenen einlädt und dabei auch Ihr Vorgehen bespricht. So haben Sie eine größere Sicherheit, ob Sie auf dem richtigen Weg sind, was Ihre Mitarbeit bei den Übungen betrifft. Darüber hinaus wird sie mit dem Betroffenen über dessen Übungen und eventuell notwendige Verbesserungen beim Vorgehen sprechen. Damit es nicht zu einem unkoordinierten Vorgehen kommt, sind gute Absprachen mit ihr wichtig. Sie sollte auf jeden Fall über Ihre Mitarbeit informiert sein. Sehr empfehlenswert ist es auch, dass zumindest eine gemeinsame Therapiesitzung mit Ihnen stattfindet, bei der das Vorgehen konkret abgesprochen wird.

Wenn dies so weit geschehen ist, steht Ihrer Mitarbeit nichts mehr im Wege. Wie das geht, haben wir im **Kapitel 4.2.4 „Mitarbeit bei konkreten Übungen gegen den Zwang“** beschrieben, dort können Sie lesen, wie Sie Übungen zusammen mit dem Betroffenen planen und durchführen.

4.4.3 Unterstützung bei weiteren Therapiezielen

„Ein Zwang kommt selten allein“ war der Titel einer Tagung der Schweizerischen Gesellschaft für Zwangsstörungen, und es ist tatsächlich so: Meistens bestehen nicht „nur“ eine Zwangserkrankung, sondern gleichzeitig auch noch andere Problembereiche. Häufig sind beispielsweise zusätzlich Depressionen, Angststörungen, sozialer Rückzug oder Beziehungsprobleme. Und diese Problembereiche werden, da sie oft zumindest teilweise mit der Zwangsstörung zusammenhängen, in der Therapie auch angesprochen, und häufig werden für sie eigene Therapieziele festgelegt. Auch bei dem Erreichen dieser Ziele können Sie den Betroffenen unterstützen. Manche von ihnen haben vielleicht sogar ganz direkt mit Ihnen zu tun. Hier ein paar Beispiele:

- Es besteht als weiterer Problembereich ein langdauernder Familienkonflikt. Wenn die Betroffene im Rahmen ihrer Therapie auch das Ziel hat, hieran etwas zu ändern, sind Sie als **Familienangehöriger** automatisch mitbetroffen. Selbst wenn Sie nicht aktiv in die Therapie einbezogen sein sollten, werden Sie doch merken, wenn die Betroffene ihr Verhalten Ihnen gegenüber verändert.
- Der Betroffene hat Hemmungen und Ängste im Kontakt mit anderen Menschen. Als **Freund** wird Sie dies auch betreffen: Wenn der Betroffene im Rahmen der Therapie seine Ängste abbaut, wird er beginnen, seine Kontakte mit anderen Menschen anders zu gestalten, und das werden Sie vielleicht als Erster merken.
- Ein Partnerschaftskonflikt besteht zusätzlich zur Zwangsstörung. Vielleicht sucht der Betroffene deswegen das Gespräch mit Ihnen oder bittet Sie, für Paargespräche mit zum Therapeuten zu kommen – und so werden Sie als **Partnerin** direkt einbezogen.

Es ist durchaus möglich, dass die Lösung solcher zusätzlicher Problembereiche für den Betroffenen indirekt auch einen positiven Einfluss auf die Zwangssymptomatik hat. Wenn es ihm gelingt, andere Problembereiche zu lösen, kann ihm das helfen, die Zwänge zu reduzieren oder ein Wiederauftreten zu verhindern. Wie Ihre Unterstützung dabei aussehen könnte, hängt stark von dem jeweiligen Problembereich ab, sodass Sie dies am besten möglichst konkret mit dem Betroffenen besprechen. Wenn Ihre Unterstützung seine Ziele im Rahmen der laufenden Therapie betrifft, wäre es darüber hinaus wichtig, dass die Therapeutin darüber Bescheid weiß. Ein gemeinsames Gespräch darüber könnte wertvoll sein, wenn der Betroffene und auch die Therapeutin einverstanden sind. Bei der Vorbereitung eines solchen Gespräches können Sie sich an dem oben beschriebenen „Leitfaden für Angehörige für eine erste Therapiesitzung zusammen mit dem Betroffenen und dessen Therapeutin" (S. 113) orientieren.

4.4.4 Umgang mit Verschlechterungen oder fehlenden Fortschritten

Es gehört zu einer Therapie dazu, dass zwischenzeitlich Verschlechterungen und Rückschläge auftreten und verkraftet werden müssen. Als Helferin bei den Übungen gegen den Zwang werden Sie diese unter Umständen hautnah miterleben, was alles andere als einfach ist. „Schuld" hat an solchen Rückschlägen oder fehlenden Fortschritten meist niemand, Schuldvorwürfe der Angehörigen sich selber gegenüber oder an die Adresse des Betroffenen führen auch nicht weiter. Nach unseren Erfahrungen aus Angehörigengesprächen sind die folgenden Umgangsstrategien zu empfehlen.

Umgangsstrategien mit Verschlechterungen oder fehlenden Fortschritten trotz laufender Therapie

- Trotz der häufig großen Erleichterung darüber, dass der Betroffene endlich eine Therapie macht, und dem Vorhaben, ihn hierbei nach Kräften zu unterstützen, sollte man doch damit rechnen, dass es phasenweise ein schwieriger und zäher Prozess werden kann. Überhöhte Erwartungen sind ungünstig, bereiten allen Beteiligten zu viel Druck, und eine Enttäuschung ist dann fast vorprogrammiert. Rückschläge und Therapiephasen, in denen sich trotz aller Bemühungen scheinbar nichts ändert, kann man eigentlich fast vorwegnehmen, diese also erwarten statt überrascht zu sein, wenn sie auftreten. Wenn man darauf eingestellt ist, fällt es einem leichter, sie zu akzeptieren.
- Auch wenn Sie als Angehöriger oft besonders stark mit Verschlechterungen oder fehlenden Fortschritten der Betroffenen konfrontiert sind, ist es doch wichtig, dass ein diesbezüglich wichtiger Gesprächspartner für die Betroffene ihr Therapeut ist. Ermutigen Sie sie, offen mit ihrer Therapeuten solche Schwierigkeiten zu besprechen und zusammen mit diesem nach Lösungen zu suchen.
- Den meisten Betroffenen geht es im Verlauf einer Verhaltenstherapie deutlich besser, und es wird sehr erleichternd und schön für alle Beteiligten sein, sobald diese es bemerken. Achten Sie gut auf solche, anfangs vielleicht kleinen und nur kurzzeitig auftretenden Fortschritte! So können Sie den Verlauf insgesamt objektiver einschätzen, Schwankungen besser akzeptieren und über längere Zeiträume

positive Tendenzen feststellen, trotz zwischenzeitlicher Rückschläge. Besprechen Sie Ihre Beobachtungen über solche Fortschritte immer auch mit dem Betroffenen, Ihre Anerkennung dafür wird ihn ermutigen, „am Ball zu bleiben". Wenn es zu einer Verschlechterung kommt, können Sie sich und ihn daran erinnern, dass es auch schon Zeiten gab, in denen es ihm besser ging, und es daher sehr wahrscheinlich ist, dass er das in absehbarer Zeit wieder erreichen kann.

- Überlegen Sie bei länger dauernder Verschlechterung oder bei über Monate fehlenden Fortschritten, ob es hilfreich sein könnte, wenn Sie wieder einmal zusammen mit dem Betroffenen zu seinem Therapeuten gehen, um dessen Beurteilung zu hören. In dem Fall sollten Sie offen mit dem Betroffenen besprechen, ob er das auch möchte. Er kann dann mit seinem Therapeuten klären, ob dieser auch damit einverstanden ist.

4.4.5 Zum langfristigen Therapieerfolg beitragen

Nach einer erfolgreichen Therapie kommt es darauf an, die positiven Veränderungen auch langfristig beizubehalten oder sogar noch auszubauen – und auch dabei spielt das Umfeld des Betroffenen eine Rolle. Dies wird im Allgemeinen noch während der laufenden Therapie vorbereitet, beispielsweise wird der Betroffene seine Übungen gegen den Zwang zunehmend ohne fremde Hilfe durchführen. Für Sie heißt das also, dass Sie Ihre Rolle als Helfer bei den Übungen zunehmend aufgeben können und sollten. Je eigenständiger der Betroffene seine Übungen machen kann, umso dauerhafter ist der Therapieerfolg. Ähnliches gilt auch für die Bewältigung der eventuell zusätzlich zu den Zwängen bestehenden Problembereiche wie z.B. Depressionen, Ängste, Hemmungen in Bezug auf den Umgang mit anderen Menschen oder andere ungelöste Probleme und Konflikte. Auch hier ist der beste Rückfallschutz, wenn der Betroffene die Schwierigkeiten zunehmend selbstständig bewältigt, mit ihnen umzugehen lernt und nicht mehr auf die Unterstützung durch seinen Therapeuten oder durch Angehörige angewiesen ist. Während Sie Ihre Unterstützung bei den Übungen Schritt für Schritt zurücknehmen, können andere wichtige Themen deutlicher in den Vordergrund treten: mit ihm zusammen schöne Zeiten genießen, erfreuliche Aktivitäten unternehmen, gemeinsame Freundschaften pflegen und vieles mehr. Also eigentlich all das, was man gerne zusammen mit einem lieben Mitmenschen macht.

Und dennoch lohnt es sich, als Betroffener und auch als Angehöriger wachsam zu bleiben und einer erneuten Verschlechterung der Zwangssymptomatik vorzubeugen oder diese möglichst schnell wieder in den Griff zu bekommen. Häufig wird es am Ende der Therapie noch nicht zu einem vollständigen Verschwinden der Zwänge gekommen sein. Diese restlichen Zwänge können im weiteren Verlauf in Bezug auf ihr Ausmaß Schwankungen zeigen. Betroffene und Angehörige sollten beobachten, welche Lebensumstände mit einer Zu- bzw. Abnahme der Zwänge einhergehen. Möglicherweise stellen sie dabei fest, dass bestimmte Situationen, wie z.B. Stress bei der Arbeit oder Streitigkeiten in der Partnerschaft, gehäuft mit einer Zunahme der Zwänge verbunden sind. Das ist wichtig, da es Betroffenen und Angehörigen ermöglicht, solche „Gefährdungsmomente" soweit möglich positiv zu verändern (z.B. Konflikte miteinander aktiv angehen und zu lösen versuchen) und damit den Zwängen den Nährboden zu nehmen.

Darüber hinaus weiß man aus vielen Verlaufsbeobachtungen nach dem Abschluss von Verhaltenstherapien, dass ein regelmäßiges Weiterführen der Expositionsübungen gegen den Zwang durch den Betroffenen ebenfalls zu einer Stabilität der Therapieerfolge und sogar zu einer weiteren Verminderung der restlichen Zwänge führt. Sie als Angehöriger werden vermutlich nicht mehr direkt bei den Übungen mitarbeiten, da der Betroffene sie inzwischen alleine durchführen kann. Aber Sie können dennoch eine wichtige Rolle in Bezug auf die Motivation des Betroffenen spielen. So können Sie zusammen mit ihm überlegen, welche Übungen er wann durchführen möchte, also mit ihm beispielsweise ein wöchentlich stattfindendes „Anti-Zwangs-Training" vor- und nachbesprechen.

Eine weitere Aufgabe in Bezug auf die Beibehaltung von Therapieerfolgen können Angehörige dadurch übernehmen, dass sie den Betroffenen offen darauf ansprechen, wenn sie mit der Zeit wieder eine Zunahme der Zwänge bemerken. Manchmal schleichen sich diese fast unmerklich für den Betroffenen wieder ein, und eine solche Rückmeldung von außen kann sehr hilfreich für ihn sein. Eine drohende Verschlechterung rechtzeitig zu erkennen erleichtert das Gegensteuern enorm.

Und wie geht das mit dem Gegensteuern, wenn wieder neue oder verstärkte Zwänge auftreten? Und was können Sie als Angehörige dabei unterstützend tun? Der große Vorteil im Vergleich zu einem erstmaligen

Kampf gegen den Zwang ist jetzt, dass sowohl Sie als auch der Betroffene schon Erfahrungen damit haben, etwas Konkretes gegen Zwänge zu unternehmen. Darauf können Sie aufbauen, Ihr Wissen darüber und die damaligen Erfahrungen wieder auffrischen, indem Sie mit dem Betroffenen darüber sprechen, was ihm damals geholfen hat, das Selbsthilfebuch wieder heraussuchen, es nochmals durchgehen und sich erfolgreiche Gegenstrategien in Erinnerung rufen. Wichtig ist natürlich auch, dass Sie darauf achten, bei den Zwängen nicht mitzumachen, um diese nicht ungewollt zu verfestigen.

Die Zwänge in Selbsthilfe wieder erfolgreich zu bekämpfen wird vor allem dann gut gelingen, wenn man dies frühzeitig macht. Und sollte das nicht funktionieren, ist zu empfehlen, dass der Betroffene, vielleicht zusammen mit Ihnen, wieder den damaligen Therapeuten zur Beratung aufsucht. Dies kann Sicherheit bezüglich der Einschätzung der Verschlechterung geben, da der Therapeut den Betroffenen und seine individuelle Problematik noch von der früheren Therapie her kennt. Eventuell wird dieser dann ein paar sogenannte „Booster-Sessions“ (Auffrischungssitzungen) anbieten. Diese Auffrischungssitzungen fangen nicht wieder bei null an, sondern bauen auf den früheren Therapieerfahrungen des Betroffenen und seiner Angehörigen auf. Innerhalb von meist nur wenigen Sitzungen wird die aktuelle Situation genauer analysiert und der Betroffene dazu angeleitet, die Zwänge wieder zu reduzieren. Dazu gehören dann auch wieder die Ihnen jetzt schon gut bekannten Expositionsübungen. Inwieweit dabei erneut Ihre Unterstützung notwendig ist, sollten Sie mit dem Betroffenen und dem Therapeuten besprechen. Wenn es dazu kommt, haben Sie ja schon Erfahrungen damit, sodass Ihnen diese Aufgabe sehr wahrscheinlich deutlich leichter fallen wird, als dies beim ersten Mal der Fall war.

4.5 Zusammenfassung

Eine ganz entscheidende und auch unersetzliche Hilfe, die Sie als Angehöriger dem Betroffenen geben können, ist die verlässliche seelische Unterstützung. Dies fällt Ihnen leichter, wenn Sie sich eine bestimmte Sichtweise zu eigen machen, nämlich die Zwänge des Betroffenen nicht als absichtliches Verhalten zu interpretieren, sondern als Ausdruck einer Erkrankung. Wenn Sie dem Betroffenen darüber hinaus ganz konkret helfen wollen, so sollten Sie als ersten Schritt mit ihm ins Gespräch über die Erkrankung kommen. In Absprache mit dem Betroffenen können Sie dann dem Zwang die Unterstützung entziehen, sich seinen Forderungen und Regeln nicht mehr beugen, den Betroffenen in anderen Lebensbereichen unterstützen und darauf achten, dass nicht der Zwang das einzige Thema in Ihrer Beziehung ist. Wenn Sie bei konkreten Übungen (Exposition) gegen den Zwang mitarbeiten wollen, so ist im Vorfeld eine sorgfältige Planung wichtig. Bei den Übungen selbst können Angehörige durch Anerkennung und Ermutigung, insbesondere auch wenn es mal nicht so gut klappt, einen entscheidenden Beitrag leisten.

Wenn Selbsthilfe nicht ausreicht, ist eine professionelle Therapie ratsam. Auch im Rahmen einer solchen Therapie können Sie den Betroffenen bei den Expositionsübungen, aber auch bei der Erreichung anderer Therapieziele unterstützen. Gemeinsame Gespräche mit dem Therapeuten sind eine wichtige Grundlage für den Erfolg. Zwischenzeitliche Misserfolge und Phasen, in denen es nicht vorangeht, gehören zu fast jeder Therapie dazu. Diese schon im Voraus einzuplanen hilft, unrealistischen Erwartungen vorzubeugen und diese Zeiten besser durchzustehen.

Nach Abschluss einer erfolgreichen Therapie helfen Sie als Angehöriger am besten, indem Sie gemeinsam mit dem Betroffenen dafür sorgen, dass immer mehr positive Dinge ihren Platz bekommen und behalten, wie zum Beispiel gemeinsame, schöne Aktivitäten und Unternehmungen. Außerdem können Sie als Angehöriger mit darauf achten, ob Zwänge vielleicht wieder auftauchen, um rechtzeitig gegensteuern zu können.

5 Was können Sie für sich selbst tun?

Einen zwangskranken Menschen zu unterstützen kostet Kraft. Da häufig eine langfristige Unterstützung benötigt wird, fällt es allen Beteiligten manchmal schwer, dies zu akzeptieren und nicht in Resignation zu verfallen. Und manchmal ist es sehr belastend mitzuerleben, wie die Betroffene durch die Zwangsstörung und ihre Folgen gequält wird, darunter leidet, trotz aller Unterstützung, die man selbst und andere ihr zukommen lassen. Umso wichtiger ist es, dass Sie als Angehöriger Ihr eigenes Leben nicht den Zwängen unterwerfen, sondern auch auf einen Ausgleich zu Ihren vielen Belastungen achten und etwas für sich selbst tun. Gerade helfende Angehörige brauchen auch Zeiten des Ausgleichs und der Entspannung, um ihre Kraft und Energie zu behalten oder diese wieder aufzubauen.

Auf die innere Balance zu achten (5.1), für ausgleichende Aktivitäten zu sorgen, sich abzugrenzen und die eigenen Ziele nicht aus den Augen zu verlieren ist also ganz wichtig, ebenso sich von Zeit zu Zeit auf die Schulter zu klopfen und die eigene Leistung anzuerkennen. Neben den Dingen, die Sie selbst für sich tun können, gibt es die Möglichkeit, Unterstützung durch andere zu erfahren, durch Freunde oder auch durch andere Angehörige (5.2 und 5.3). Wenn dies nicht ausreicht, kann es auch hilfreich sein, wenn Sie für einen begrenzten Zeitraum eine professionelle Therapie für sich selbst in Anspruch nehmen (5.4).

5.1 Auf die innere Balance achten

Vor allem langfristig werden Sie dem Betroffenen nur dann eine stabile Unterstützung bieten können, wenn Sie es schaffen, Ihre eigene innere Ausgeglichenheit zu bewahren, indem Sie eine Balance zwischen Belastung und Ausgleich herstellen. Das wird nicht zu jedem Zeitpunkt gleich gut gelingen, mal werden Ihre Energien mehr verbraucht werden, mal können Sie wieder Kraft tanken. Wichtig ist, dass Sie nicht auf Dauer zu einseitig den Ansprüchen des Betroffenen gerecht werden und zu wenig auf die eigenen Bedürfnisse achten. Vielleicht kommen Sie beim Nachdenken darüber auf ganz eigene Ideen, was Sie im Sinne eines Ausgleichs für sich tun können. Wir führen im Folgenden mehrere Vorschläge etwas näher aus, von denen uns viele Angehörige berichtet haben, dass sie für sie hilfreich waren. Aber es gibt natürlich noch viele andere Möglichkeiten, und am besten sind diejenigen, die gut zu Ihnen persönlich passen, die Sie selber als positiv erleben. Es lohnt sich, verschiedene Strategien eine Zeitlang auszuprobieren und auf diese Weise zu erfahren, welche am günstigsten sind. So haben Sie dann mit der Zeit eine Anzahl von Möglichkeiten, auf die Sie in belastenden Zeiten vermehrt zurückgreifen können.

5.1.1 Für ausgleichende Aktivitäten sorgen

Häufig vernachlässigen Menschen in belastenden Situationen eigene Aktivitäten, die sie an und für sich als angenehm empfinden. Zum Teil aus Zeitgründen, zum Teil weil sie einfach nicht in der Stimmung sind, diesen weiter nachzugehen. Dadurch verschiebt sich das innere Gleichgewicht mit der Zeit immer mehr in Richtung von Belastungen. Es lohnt sich daher, gezielt darauf zu achten, ausgleichende Aktivitäten regelmäßig zu pflegen. Dabei kann es sich sowohl um neue als auch um den Ausbau von schon vorhandenen positiven Aktivitäten handeln. Manche kommen in verschiedenen Alltagsbereichen des Lebens wie im Beruf oder in der Familie ohnehin vor, und es geht hauptsächlich darum, diesen vermehrt Beachtung zu schenken und sie bewusster wahrzunehmen. Andere muss man zusätzlich zum Alltag in Angriff nehmen bzw. sich im Alltag dafür bewusst Freiräume schaffen. Es kann eine Aktivität ausgesucht werden, bei der es gezielt um die innere Balance geht. Beispielsweise ein Yoga- oder eine Achtsamkeitskurs. Das Thema Achtsamkeit wurde schon als Strategie bei Zwängen erwähnt **(Kapitel 3.2.1 Ambulante Therapie).** Aber Achtsamkeit wird noch viel häufiger zur Stressbewältigung eingesetzt, kann also ganz allgemein dabei helfen, die innere Balance zu erhalten oder wiederzuerlangen. Das systematische Anwenden von Achtsamkeit kann sich sehr positiv auf das psychische und körperliche Wohlbefinden auswirken, die Fähigkeit mit Belastungen umzugehen erhöhen und Stresssymptome reduzieren. Aber auch viele andere Aktivitäten kommen in Frage, hier nur ein paar wenige weitere Beispiele: einen Spaziergang machen und die Natur ganz besonders aufmerksam wahrnehmen; mit Freundinnen zusammen Sport treiben oder Kaffee trinken; am Arbeitsplatz täglich zwei 15-Minuten-Pausen einbauen, in denen man für sich alleine ist und sich erholt; ein Hobby wiederaufnehmen, das man aus Zeitgründen lange vernachlässigt hat; zu Hause jeden Abend eine halbe Stunde Zeit für sich reservieren, um z.B. ein Buch zu lesen; zweimal pro Monat am Wochenende ein paar Stunden etwas mit Freunden zusammen unternehmen.

Manchmal ist es gerade zu Beginn notwendig, solche Aktivitäten konkret zu planen und sich auch die entsprechenden Möglichkeiten zu schaffen. Je mehr es Ihnen mit der Zeit gelingt, solche Aktivitäten regelmäßig in den Tagesablauf einzubauen, desto ausgeglichener werden Sie sich fühlen.

5.1.2 Sich abgrenzen und Freiräume schaffen

Vielleicht haben Sie beim Lesen des Absatzes zu den ausgleichenden Aktivitäten gedacht, dass das ja alles schön und gut ist, Ihnen aber die Zeit und die Möglichkeiten fehlen, um so etwas umzusetzen. Das ist der beste Hinweis darauf, dass Sie es trotzdem versuchen sollten! Wir haben häufig die Erfahrung gemacht, dass überlastete Angehörige uns geschildert haben, dass sie inzwischen selbst „psychisch an der Grenze" seien durch die Unterstützung des Betroffenen und die anderen Aufgaben in ihrem Leben. Gleichzeitig hatten sie das Gefühl, aufgrund dieser vielen Anforderungen keine Zeit für ausgleichende Aktivitäten zu haben. Ihnen half dann oft der Hinweis auf den Autofahrer, der – auf seinen fast leeren Benzintank angesprochen – sagte: „Ich habe keine Zeit zu tanken. Ich muss weiterfahren, denn ich habe doch noch eine lange Reise vor mir." Wenn er so weiterfährt, bleibt das Auto irgendwann stehen, und es geht gar nichts mehr. Sich keine Zeit für Ausgleich zu nehmen, auch wenn man psychisch am Ende ist, kann dazu führen, dass sich psychische oder auch körperliche Probleme entwickeln. Aus diesem Teufelskreis sollten Sie daher Schritt für Schritt aussteigen. Und der erste Schritt ist eben: sich Freiräume für ausgleichende Aktivitäten schaffen! Und das geht oft nicht, ohne sich von den Erwartungen und Forderungen anderer abzugrenzen, auch und manchmal besonders von denen des Betroffenen. Dazu gehört, die eigenen Wünsche und Bedürfnisse ernst zu nehmen, statt hauptsächlich für andere da zu sein.

Beispiel: Sich wieder mehr Freiräume schaffen

Herr und Frau Höhne kamen in Beratung, da sie wissen wollten, wie sie ihrem 28-jährigen zwangskranken Sohn noch besser helfen könnten. Sie bemühten sich nach Kräften, allzeit für ihn da zu sein und zu tun, was sie konnten, damit dieser möglichst wenige Zwangshandlungen ausführen muss. Sie wirkten beide erschöpft, an der Grenze zur Überforderung, da es oft Rückschläge bei ihren Bemühungen gab. Auch miteinander hatten sie immer mehr Streit, sprachen fast nur über ihren Sohn, seine Zwänge und seine schwierige Zukunft. Sie waren sich oft nicht einig darüber, wie sie am besten mit ihm umgehen sollten. Sie hätten sich sehr gewünscht, wieder mehr Zeit füreinander zu haben, vielleicht einmal wie früher übers Wochenende wegzufahren. Allerdings war dies aus ihrer Sicht unmöglich, da dann der Sohn in dieser Zeit aufgrund der fehlenden Unterstützung noch viel mehr Zwangshandlungen durchführen und gar nicht aus dem Haus gehen würde. Im Laufe der Beratung kam das Ehepaar dann aber zu dem Schluss, dass sie ihrem Sohn tatsächlich besser helfen können, wenn es ihnen selbst gut geht, sie selbst psychisch ausgeglichen sind und Kraft und Energie verspüren. Sie würden dann weniger gereizt reagieren und vielleicht auch besser gemeinsame Strategien finden können, wie sie auf die Zwänge ihres Sohnes reagieren. Indem sie die Verantwortung für sein Tun bei ihm beließen, schafften sie es, sich von seinem Verhalten besser abzugrenzen: „Ob er mehr Zwangshandlungen ausführt oder nicht, ist letztlich seine Entscheidung. Wenn wir immer auf ihn aufpassen, wird er ganz sicher nicht lernen, mit dem Alleinsein und mit seinen Zwängen umzugehen". Auf diese Weise trauten sie sich, zumindest für einen halben Tag am Wochenende gemeinsam aus dem Haus zu gehen und für sie interessante Unternehmungen zu machen. Und als dies, nach anfänglich tatsächlich etwas vermehrten Zwängen des Sohnes, letztlich gut klappte, erlaubten sie sich sogar, ab und zu den Sohn zu Hause zu lassen und eine Städtereise übers Wochenende zu unternehmen. Auch der Sohn, der anfänglich sehr unter Druck geriet, merkte mit der Zeit, dass er ohne die Eltern zurecht kam, und er erlebte sie entspannter, was er positiv fand.

An dem Beispiel lassen sich mehrere Aspekte verdeutlichen: Zum einen benötigt eine vermehrte Abgrenzung auch einen gewissen Mut, da man aus gewohnten Verhaltensmustern aussteigt und nicht weiß, wie die anderen reagieren. Zum anderen sind es nicht immer nur die anderen, die etwas von einem fordern, sondern die eigene Einstellung spielt auch eine wichtige Rolle. Wer versucht, immer verfügbar und dabei auch noch stark zu sein, also quasi „der perfekte Angehörige" zu sein, wird es schwer haben, auch eigene Bedürfnisse durchzusetzen. Wer hingegen dazu stehen kann, auch Entlastung, Entspannung und angenehme Aktivitäten zu wollen und zu brauchen, wird sich eher abgrenzen können und auf diese Weise Freiräume für sich selbst schaffen. Eine solche Verhaltens- und Einstellungsänderung beginnt oft mit einem ersten Veränderungsschritt, daraus ergeben sich dann weitere, und so fort. Es lohnt sich also, einen ersten konkreten Schritt zu tun, auch wenn dieser erst einmal klein zu sein scheint: Er geht in die richtige Richtung, und nachfolgend ergeben sich vielleicht neue Möglichkeiten, die letztlich doch zu spürbaren und nachhaltigen positiven Veränderungen führen.

5.1.3 Eigene Ziele nicht aus den Augen verlieren

Falls Sie jemand sind, der seit Jahren einen zwangskranken Menschen im privaten Umfeld unterstützt, überlegen Sie einmal Folgendes: Was hatten Sie an Vorstellungen und Zielen in Ihrem Leben, bevor der Zwang in Ihr Leben trat? Welche dieser Vorstellungen haben Sie aufgegeben, da der Zwang Sie zu sehr gefordert hat? Hierfür kommen wir nochmals auf das vorhin beschriebene Beispiel der Eltern Höhne und ihren zwangskranken Sohn zurück.

Beispiel: Eigene Ziele

Das Ehepaar Höhne hatte ursprünglich ganz andere Vorstellungen von ihrem gemeinsamen Leben gehabt, als hauptsächlich für ihren zwangskranken Sohn da zu sein. Aber mit der Zeit hatte diese Aufgabe immer mehr Platz in ihrem Leben eingenommen; sie waren mehr zu Helfern ihres Sohnes geworden als zu einem Ehepaar, das die Zeit miteinander schätzt und genießt. Dies zu verändern und ihre eigenen Vorstellungen und Wünsche wieder mehr in den Vordergrund zu rücken war für beide kein leichter Schritt, einerseits weil sie Ängste um ihren geliebten Sohn hatten, andererseits auch wegen eines schlechten Gewissens, wenn sie nicht soweit irgendwie möglich für ihn da waren. Dennoch erkannten sie, dass auch sie das Recht auf ein zufrieden stellendes Leben haben und dass es letztlich auch für den Sohn langfristig besser ist, wenn er sie als ausgeglichene und zufriedene Eltern erlebt. So gelang es ihnen, einige ihrer früheren Vorstellungen von einem gemeinsamen Leben wieder aufzugreifen und Schritt für Schritt umzusetzen. Ihre Wochenendreisen waren nur der erste Schritt von mehreren folgenden, denn durch ihre neuen Erfahrungen wurde es ihnen immer wichtiger, auch eigene Ziele zu verfolgen. Für den Sohn waren sie dennoch als liebevolle Eltern da, die ihn seelisch unterstützten, aber nicht mehr die Verantwortung für sein Befinden und Verhalten übernahmen.

Der auf den ersten Blick vielleicht hart oder egoistisch erscheinende Rat, dass Sie in erster Linie Ihr eigenes Leben leben sollten, erweist sich auf die Dauer als alles andere als selbstbezogen. Im Gegenteil, dies ist in doppelter Hinsicht vorteilhaft: Es fördert Ihre eigene Lebenszufriedenheit und Ausgeglichenheit und mobilisiert dadurch Ihre Energie für den positiven Umgang mit dem Betroffenen, der davon sehr profitieren kann.

5.1.4 Anerkennung

Eine scheinbare Kleinigkeit am Schluss dieses Kapitels: Wie finden Sie es eigentlich selbst, dass Sie jemandem mit einer Zwangserkrankung seelischen Beistand und ganz konkrete Unterstützung zukommen lassen? Ist das für Sie selbstverständlich, weil es doch Ihr Kind, Partnerin oder guter Freund ist? Oder finden Sie, das ist etwas ganz Besonderes, das sicher nicht jeder machen würde und das große Anerkennung verdient? Die meisten Menschen, die für einen Zwangskranken da sind, haben uns auf diese Frage spontan geantwortet: „Das ist doch selbstverständlich, dass ich das für ihn tue." Wir finden nicht, dass das selbstverständlich ist! Wir sehen, wie schwer das sein kann, und haben großen Respekt vor den Menschen, die jemandem mit einer Zwangsstörung auf diese Weise beistehen. Und wir finden, dass es angemessen und vielleicht auch nützlich ist, wenn Sie auch selber sehen können, dass Sie dafür eine große Anerkennung verdienen. In diesem Sinne möchten wir Ihnen vorschlagen, sich diese Anerkennung auch selbst zukommen zu lassen, sich ab und zu selbst lobend auf die Schulter zu klopfen, sich immer wieder einmal dafür zu belohnen und sich etwas zu gönnen. Und vielleicht könnte so eine Belohnung ja eine Art von ausgleichender Aktivität sein, so trägt sie sogar noch zu Ihrem inneren Gleichgewicht bei.

5.2 Sie sind nicht allein

Unser Eindruck bei ersten Beratungsgesprächen mit Angehörigen war oft, dass diese bezüglich ihrer Unterstützung für den Zwangskranken und auch in Bezug auf ihre eigenen Sorgen und Zweifel alleine dastanden. Manche waren regelrecht Einzelkämpfer, andere sprachen zwar innerhalb der eigenen Familie darüber, aber nicht mit anderen. Das hatte sehr verständliche Gründe, häufig einen der folgenden:

- Schamgefühle
  Mit anderen über solche sehr persönlichen Probleme zu sprechen ist nicht jedermanns Sache. Im Gegenteil, das geht doch die anderen nichts an, denken viele. Oder auch: Wie soll ich das mit den Zwängen denn anderen erklären? Das würden die doch nicht verstehen, ich verstehe es ja selbst kaum. Und wie würden die reagieren? Würden sie nicht denken, dass ich eine „gestörte" Familie habe? Dass meine Partnerin „spinnt" und ich selbst auch, weil ich zu ihr halte? Dass mein Freund „verrückt" ist? Das behalte ich besser für mich, schließlich muss ich ja letztlich sowieso alleine mit der Situation fertig werden.
- Schuldgefühle
  Gerade wenn ein Familienmitglied eine Zwangsstörung hat, löst dies bei den anderen nicht selten Schuldgefühle aus. Manche Eltern machen sich Vorwürfe, versagt zu haben. Oder sie denken, dass sie ihr Kind falsch erzogen haben. Einige sehen die ganze Familie als „unnormal" an, vergleichen sie mit anderen und fragen sich, was sie falsch gemacht haben, dass sie kein gewöhnliches Familienleben haben. Und da sie sich schuldig fühlen, sprechen sie natürlich auch lieber nicht mit anderen darüber.

- Fehlende „Übung" darin, über eigene Gefühle zu sprechen
  „Ich bin nicht der Typ dafür, über eigene Gefühle zu sprechen", haben uns schon viele geantwortet, wenn wir sie danach fragten, warum sie als „Einzelkämpfer" vorangehen; Männer häufiger als Frauen übrigens. In ihrem bisherigen Leben hatten sie mit dieser Einzelkämpfer-Strategie ihre Probleme immer recht gut gelöst, stießen in ihrer aktuellen Situation damit aber an ihre Grenzen.
- Fehlende Ansprechpartner
  Oft fehlen auch einfach Menschen, mit denen man sich darüber austauschen könnte. Das kann (muss aber nicht) eine Auswirkung der Zwänge sein: Manchmal nimmt die Unterstützung eines Zwangskranken so viel Zeit und Energie in Anspruch, dass der Freundeskreis, Bekannte oder, ganz allgemein, soziale Beziehungen vernachlässigt werden. Bisweilen „dürfen" auch keine anderen Menschen mehr nach Hause eingeladen werden, weil der Zwangskranke dadurch Ängste bekommt, dass diese die Wohnung „verschmutzen" oder Unordnung hineinbringen würden.

So verständlich solche und andere Gründe auch sind, sie führen letztlich zu dem Ergebnis, dass Angehörige von Zwangskranken mit ihrer oft schwierigen Situation allein bleiben und über ihre eigenen Nöte mit niemandem sprechen können. Häufig sind sie dann der Überzeugung, sie wären fast die einzigen auf der Welt, die mit so einer Situation zu tun haben. Und dieses Gefühl des Alleingelassenseins trägt dazu bei, dass die ohnehin schon nicht einfache Lage noch schwerer zu bewältigen ist.

Um Missverständnisse zu vermeiden: Jeder Mensch hat seinen persönlichen Stil, mit schwierigen Situationen umzugehen, und das ist auch gut so. Und dennoch: Es kann Situationen im Leben geben, in denen man mit seinen üblichen Strategien, Regeln und Gewohnheiten einfach nicht weiterkommt. Und genau in solch einer Lage sind viele Menschen, die einem Zwangskranken über lange Zeit zu helfen versuchen. Sie stoßen an ihre eigenen Grenzen und könnten daher den Austausch mit anderen darüber sehr gut gebrauchen.

In unseren Beratungsgesprächen ermutigen wir Angehörige, auf ihre eigene Art und Weise mit ausgewählten anderen Menschen über ihre Situation oder zumindest einzelne Aspekte davon zu sprechen. Das bedeutet für einige, ihre Scham- und Schuldgefühle zu überwinden, was oft nicht einfach ist. Wenn aber der erste Schritt getan ist, fällt das leich-

> **Beispiel: Mit anderen darüber reden**
>
> Herr Beck, Vater einer zwangskranken 35-jährigen Tochter, die bei ihm und seiner Frau lebte und unter deren Zwänge die ganze Familie litt, wurde dahingehend beraten, dass es für ihn eine Erleichterung sein könnte, wenn er den Austausch mit anderen über seine schwierige Situation aktiv suchen würde. Auch wenn ihn dies einige Überwindung kostete, begann er schließlich, mit seinem besten Freund darüber zu sprechen. Sein Motto, das ihm den letzten noch notwendigen Mut zu diesem Schritt gab, war: „Ungewöhnliche Situationen erfordern ungewöhnliche Maßnahmen!“ Mit diesem Satz begann er das erste Gespräch, um seinem Freund auf diese Weise zu erklären, warum er einmal etwas sehr Persönliches mit ihm besprechen wolle. Das Gespräch verlief gut. Der Freund äußerte viel Verständnis und Anteilnahme, was der Vater gar nicht erwartet hatte. Ihre Freundschaft vertiefte sich dadurch.

ter, und die meisten machen positive Erfahrungen. Die befürchteten negativen Reaktionen anderer sind eher die Ausnahme, im Gegenteil, oft wird die Beziehung zum anderen durch das Ansprechen eines solchen persönlichen Themas gestärkt, und auch dieser erzählt dann eher eigene persönliche Dinge.

Manchem Angehörigen wird bei der Auseinandersetzung mit diesem Thema klar, dass er gar keinen Menschen hat, mit dem er so etwas besprechen könnte. Das wirft dann die Frage auf, ob es für ihn nicht ohnehin gut wäre, seine Beziehungen zu anderen Menschen zu intensivieren bzw. neue Kontakte aufzubauen. Ein solcher Prozess kann letztlich in mehrfacher Hinsicht ein Gewinn sein: Er baut gute Beziehungen zu anderen Menschen auf, bereichert dadurch sein Leben und kann eventuell, wenn er die anderen besser kennen gelernt hat, mit einigen von diesen auch über seine Situation bzgl. des ihm nahestehenden zwangskranken Menschen sprechen.

5.3 Angehörige, die sich gegenseitig unterstützen

Es gibt unterschiedliche Vereinigungen für Betroffene und Angehörige, deren Ziel es unter anderem ist, dass sich Angehörige aus ihrer Isolation lösen können. Für Zwangserkrankungen sind das insbesondere die

Deutsche Gesellschaft Zwangserkrankungen (DGZ) und die Schweizerische Gesellschaft für Zwangsstörungen (SGZ), deren Kontaktadressen Sie in **Kapitel 8 „Literatur und hilfreiche Adressen“** finden. Sich als Angehöriger einer Zwangskranken an eine solche Vereinigung zu wenden ist eine gute Möglichkeit, etwas gegen sein Einzelkämpfer-Dasein zu tun. Solche Vereinigungen haben verschiedene Angebote für Angehörige, häufig die folgenden:

- Beratungstelefon
- Informationsmaterialien
- Diskussionsforen
- Angehörigengruppen und -seminare
- Tagungen bzw. Fortbildungen

Dort können Sie weitere Informationen über Angehörigengruppen bekommen. Es kann aus vielen Gründen hilfreich sein, den Kontakt zu einer Gruppe zu suchen:

- Das Kennenlernen anderer Angehöriger zeigt, dass man nicht der Einzige ist, der mit einer solchen Situation zu tun hat.
- Es können Informationen ausgetauscht werden, und es wird konkrete Unterstützung angeboten.
- Gegenseitige Hilfestellungen finden statt, und man kann von den anderen hören, wie diese mit ähnlichen Problemen umgehen.
- Schuld und Schamgefühle können in einer solchen Gruppe leichter angesprochen werden, da sie allen gut bekannt sind, und das kann helfen, sie loszuwerden.
- Im Kontakt zu anderen können Angehörige den Mut finden, selbst aktiv mit ihren Problemen umzugehen.
- Gespräche von Angehörigen mit Betroffenen oder mit deren Therapeuten können vorbereitet werden.
- Es besteht die Möglichkeit, sich im Rahmen der Gruppe selbst zu engagieren, zum Beispiel durch ehrenamtliche Tätigkeiten.
- Und ganz abgesehen von all diesen Punkten: Man lernt neue Leute kennen, mit denen man auch über andere Dinge sprechen oder gemeinsam etwas unternehmen kann.

An einigen Orten werden auch sogenannte Trialoge angeboten, die in diesem Buch schon bei den Selbsthilfemöglichkeiten für Betroffene angesprochen wurden. Trialoge sind Veranstaltungen, bei denen Angehörige,

Betroffene und Fachpersonen gemeinsam Erfahrungen austauschen und Wissen weitergeben, um die Zwangserkrankung aus den verschiedenen Perspektiven besser zu verstehen. Ein weiteres Angebot sind Online-Diskussionsforen. Auf diese Weise können Sie übers Internet Kontakt zu anderen Angehörigen herstellen, um Rat fragen und Erfahrungen austauschen. Weitere Informationen dazu finden Sie auf den Homepages der DGZ und SGZ (siehe **Kapitel 8 „Literatur und hilfreiche Adressen“**).

5.4 Professionelle Hilfe für sich selbst in Anspruch nehmen

Wenn Ihre Belastungen durch die Zwangserkrankung des Betroffenen sehr stark ausgeprägt sind und vielleicht auch noch andere Belastungen vorhanden sind, kann eine Unterstützung für Sie auch darin bestehen, dass Sie für sich selbst eine professionelle Beratung oder Therapie in Anspruch nehmen. Das ist jedoch bisweilen ein heikles Thema, das, wie wir aus unserer eigenen Beratungserfahrung wissen, nicht ganz einfach anzusprechen ist. „Was soll ich mit einer Therapie? Wenn es meiner Partnerin besser geht, dann wird es auch mir wieder besser gehen“ oder „Man soll lieber meinem Sohn helfen, nicht mir“ und ähnliches hörten wir nicht selten. Und damit hatten die Angehörigen sogar recht. Allerdings besteht nicht immer Aussicht auf Verbesserung der Zwangserkrankung, zum Beispiel weil diese sehr schwer und hartnäckig ist oder weil ein Betroffener zu dem Zeitpunkt keine Hilfe annehmen will oder kann. Dann raten wir den Angehörigen, die sehr stark belastet sind, sich erst einmal um ihre eigene psychische Stabilität zu kümmern, indem sie eine professionelle Beratung aufsuchen oder eine Psychotherapie beginnen, um anschließend aus einer gestärkten Position heraus wieder mehr Kraft für den zwangskranken Menschen zu haben.

Manche können sich aber nur schwer an die Vorstellung gewöhnen, selbst professionelle Hilfe in Anspruch zu nehmen, da sie nicht für „psychisch krank“ gehalten werden wollen. „Ich bin doch nicht verrückt“ ist vielleicht einer der Gedanken, die dahinterstecken. Für manche ist es eine hohe Hürde, bis sie sich selber „eingestehen“, dass ihnen eine solche Hilfe gut tun könnte. Andere Angehörige reagieren anders. Sie sind sehr froh und erleichtert, manchmal auch erst nach anfänglichen Bedenken, wenn ihnen eine solche Möglichkeit vorgeschlagen wird.

Beispiel für das Angebot einer „Therapie für sich selbst“

Frau Hauber, die 32-jährige Partnerin eines schwer zwangskranken 30-jährigen Mannes, kommt zusammen mit ihm zur Beratung. Er war gerade aus einer psychosomatischen Klinik entlassen worden und geht jetzt wieder zu seiner früheren Psychotherapeutin. Aber kaum etwas hatte sich verändert. Frau Hauber arbeitet den ganzen Tag, und die Zeit abends und an den Wochenenden verbringt sie fast nur mit ihrem kranken Partner, der wegen seiner Zwangsstörung und begleitenden Depressionen kaum aus dem Haus geht und auch keinen Besuch von Freunden zulässt. Da dies schon seit fast fünf Jahren so geht, hat sie auch kaum noch soziale Kontakte, kann nicht gut schlafen und nimmt daher regelmäßig Schlafmittel und hat oft Magen-Darm-Beschwerden. Sie ist psychisch „am Ende“, weiß nicht mehr weiter, grübelt stundenlang und will nur eines: dass es ihrem Partner endlich besser geht. Dann wäre sie „der glücklichste Mensch der Welt“. Sie möchte, dass ihr Mann die Psychotherapeutin wechselt, denn sie sieht einfach keine Fortschritte bezüglich seiner Zwänge, oder dass er zusätzlich regelmäßig zu einem anderen Therapeuten geht.
Herr Hauber macht im Gespräch deutlich, dass er bei seiner Psychotherapeutin bleiben will, weil er sich dort gut aufgehoben fühlt. In der Beratung wird mit beiden besprochen, dass eine zweite, parallel laufende Psychotherapie für ihn nicht sinnvoll ist, da dies eher ein Durcheinander als einen zusätzlichen Nutzen zur Folge hätte. Stattdessen wird Frau Hauber angeboten, dass sie selbst für einige weitere beratende Sitzungen kommen kann. Frau Hauber stimmt dem zu und in den nun folgenden Sitzungen kann die Belastung von Frau Hauber selbst angesprochen werden und die Tatsache, dass sie keinerlei Unterstützung für sich hat. Nach anfänglicher Skepsis beginnt sie eine Kurzzeit-Psychotherapie, in der es endlich einmal um sie geht und nicht um ihren Partner, was ihr sehr gut tut.

Es ist kein Zeichen von Versagen, in einer solchen Situation professionelle Hilfe anzunehmen. Es ist schließlich kein Wunder, wenn man unter der Last, die eine schwere psychische Erkrankung eines nahestehenden Menschen mit sich bringen kann, selbst unter Stress- oder Erschöpfungssymptomen leidet. Solche können sich auf vielfältige Weise bemerkbar machen. Manche Angehörige berichten über zunehmende Ängste, Depressionen oder auch vielfältige psychosomatische Beschwerden. Aber auch psychische Unausgeglichenheit, Reizbarkeit, Konzentrations- und Schlafstörungen sind nicht selten. Es lohnt sich dann nicht, sich selbst die Schwelle sehr hoch zu setzen, bis man professionelle Hilfe sucht. Vielmehr ist es wichtig, dass man für sein eigenes Wohlergehen Verantwortung übernimmt. Denn wenn der Zwangskranke noch lange braucht, um gesund zu werden, muss auch der Angehörige einen langen Atem haben, wenn er diesen unterstützen möchte.

Im Rahmen einer professionellen Beratung oder einer Psychotherapie werden dann meist Umgangsstrategien und Bewältigungsmöglichkeiten in Bezug auf die schwierigen Lebensumstände Thema sein, und es wird darüber hinaus darum gehen, eigene Ziele zu erreichen. Auf diese Weise kann der Angehörige Schritt für Schritt dem Ziel näher kommen, seine psychische Ausgeglichenheit zurückzuerlangen und einen guten Weg für sein weiteres Leben zu finden. Wenn sich die Beratung bzw. Therapie an solchen konkreten Zielen orientiert, können häufig schon wenige Sitzungen eine ganze Menge bringen. In den meisten Fällen ist es gar nicht nötig, über viele Monate oder gar Jahre zum Therapeuten zu gehen. Wir betonen dies hier auch deshalb, um deutlich zu machen, dass das Nutzen eines solchen Angebotes nicht erst dann sinnvoll oder vertretbar ist, wenn ein Angehöriger vollkommen „am Ende ist" und erhebliche, langdauernde eigene psychische Probleme hat. Eine Beratung oder Therapie zu einem früheren Zeitpunkt kann auch schneller dazu führen, dass er einen Ausweg aus der psychischen Krise findet – zu seinem eigenen Wohle, aber letztlich auch jenem des Betroffenen, der dadurch auf lange Sicht einen für ihn hilfreichen Beistand hat.

5.5 Zusammenfassung

Einen zwangskranken Menschen zu unterstützen kostet Kraft. Deswegen ist es für Sie als Angehörige besonders wichtig, dass Sie auf einen Ausgleich zu Ihren vielen Belastungen achten und etwas für sich selbst tun. Dazu gehört es, die eigenen Ziele nicht aus den Augen zu verlieren, sich abzugrenzen und Freiräume zu schaffen, um Platz für ausgleichende Aktivitäten zu haben. Denken Sie auch daran, dass Sie nicht allein sind. Vertrauen Sie sich einem guten Freund oder einer Freundin, an oder suchen Sie den Kontakt zu anderen, ebenfalls betroffenen Angehörigen. Wenn die Belastungen zu stark werden, gibt es außerdem die Möglichkeit, etwas für sich im Rahmen einer professionellen Beratung oder Therapie zu tun.

6 Zwänge bei Kindern und Jugendlichen

Die Situation von Eltern eines zwangskranken Kindes oder minderjährigen Jugendlichen unterscheidet sich in mancherlei Hinsicht von derjenigen von Angehörigen erwachsener Betroffener. Eltern müssen im Umgang mit ihrem minderjährigen Kind bzw. Jugendlichen viel mehr Verantwortung übernehmen und können sich daher weniger klar abgrenzen. Viele machen sich Sorgen, dass wichtige Entwicklungsschritte wie der Schulabschluss, der Aufbau von Freundschaften und Beziehungen und längerfristig das eigenständige Erwachsenenleben gefährdet sein können. Nicht selten ist außerdem das Familienleben belastet, weil der Zwang die gesamte Familie einschränkt; die Eltern können zum Beispiel Geschwisterkindern nicht gerecht werden oder die Partnerschaft nicht ausreichend pflegen.

Auch in der Behandlung (sei es in der Selbsthilfe, sei es in der Therapie) gibt es Unterschiede zu anderen Angehörigengruppen. Eltern minderjähriger Kinder bzw. Jugendlicher spielen dabei grundsätzlich eine besonders wichtige Rolle und sind in der Regel viel mehr einbezogen als Angehörige erwachsener Zwangskranker.

In diesem Kapitel gehen wir daher auf einige Besonderheiten in der Situation von Eltern zwangskranker Kinder und Jugendlicher ein. Es stellt eine Ergänzung zu den anderen Kapiteln dar, welche Sie schon mit wichtigen und nützlichen Informationen versorgt haben, welche aber die spezielle Lage von Eltern von Kindern und Jugendlichen nicht ausdrücklich berücksichtigen. Wir beschäftigen uns dabei zunächst mit den Inhalten von Zwängen (6.1), geben dann Informationen zu Therapiemöglichkeiten und Anlaufstellen (6.2), bevor wir zu dem wichtigsten Abschnitt dieses Kapitels kommen, nämlich wie Sie Ihr Kind unterstützen können (6.3). Wir beziehen uns in diesem Kapitel im Wesentlichen auf das Selbsthilfebuch „Dem Zwang die rote Karte zeigen. Ein Ratgeber für Kinder, Jugendliche und ihre Eltern“

von Fricke und Armour (2022), in dem Sie auch weitere Informationen zu dieser Thematik finden.

6.1 Inhalte von Zwängen

Sehr viele Kinder zeigen zwanghaft wirkende Gewohnheiten und Rituale. Diese sind Teil einer normalen Entwicklung und vermitteln Struktur und Sicherheit. Kinder lernen auf diese Weise, Ängste zu bewältigen und ihren Alltag zu strukturieren. Solche zwanghaften Verhaltensweisen sind harmlos, keine Vorboten einer drohenden Zwangsstörung, und sie lassen normalerweise ab dem Alter von acht Jahren allmählich wieder nach. Bedenklich wird es dagegen, wenn sich das Kind sozial zurückzieht, bedrückt wirkt und sich stundenlang mit scheinbar unsinnigen Handlungen beschäftigt. Das können dann Hinweise auf eine Zwangserkrankung sein. Diese ist bei Kindern und Jugendlichen gar nicht so selten, wie man lange Zeit annahm. Man geht heute davon aus, dass 1 bis 2 % aller Kinder darunter leiden. Der Erkrankungsbeginn liegt im Durchschnitt bei zehn Jahren, manche Kinder erkranken aber auch schon sehr früh im Alter von drei oder vier Jahren. Jungen sind etwas häufiger betroffen als Mädchen. Inhaltlich entsprechen Zwänge bei Kindern denen von erwachsenen Zwangskranken, die bereits im ersten Kapitel beschrieben wurden, wobei die Themen natürlich altersentsprechend etwas anders als bei Erwachsenen sein können.

> Die 10-jährige Lea leidet unter einem Kontrollzwang. Sie hat Befürchtungen, etwas zu verlieren oder zu vergessen. Morgens kommt sie nur schwer aus der Wohnung, weil sie immer wieder kontrolliert, ob sie alles für die Schule eingepackt hat. In der letzten Zeit ist sie deswegen häufiger zu spät in die Schule gekommen. Da ihre Mutter möchte, dass Lea rechtzeitig zur Schule kommt, hilft sie bei den morgendlichen Kontrollen. An der Wohnungstür versichert sie ihrer Tochter immer wieder, dass diese nichts vergessen habe. Meist ruft Lea dann auf dem Schulweg nochmal an und fragt ihre Mutter, ob sie auch wirklich nichts vergessen habe. Die Mutter ist sehr belastet und hat manchmal große Mühe, ihre Tochter nicht anzuschreien, wenn diese zum x-ten Mal eine Antwort verlangt, ob sie wirklich nichts vergessen habe.

Wie Erwachsene bewerten ältere Kinder und Jugendliche in der Regel ihre Zwangsgedanken und Zwangshandlungen als unsinnig, auch wenn sie sich nicht oder nur schwer dagegen wehren können. Bei jüngeren Kindern kommt es allerdings nicht selten vor, dass sie ihre Zwänge nicht als übertrieben oder unsinnig bewerten. Für ihre Eltern ist es dann schwieriger, ihr Kind zu motivieren, Zwänge zu unterlassen.

Frau Widmer bekam gestern einen Anruf von der Lehrerin ihres Sohnes. Der 8-jährige Paul wird in der Schule mit seinen Aufgaben nicht fertig. Frau Widmer selbst war das auch schon aufgefallen, wenn sie mit Paul die Hausaufgaben macht. Paul muss Zahlen und Buchstaben so schreiben, dass sie genau so aussehen wie auf der Vorlage. Wenn ein Buchstabe nur minimal abweicht, muss Paul ihn wieder ausradieren und erneut hinschreiben. Für ein kurzes Wort braucht er mitunter bis zu einer Viertelstunde. Gutes Zureden von Frau Widmer, dass der Buchstabe nur ungefähr so wie auf der Vorlage aussehen muss, hilft nicht. Schimpfen auch nicht. Paul gerät dann immer mehr unter Druck, und dadurch dauern die Hausaufgaben noch länger. Frau Widmer macht sich große Sorgen, wie es mit Paul in der Schule weitergehen soll, und ist sehr erleichtert, dass sie mit der Lehrerin einen Termin vereinbart hat, in welchem beide sehen wollen, wie sie Paul gemeinsam unterstützen können.

Sehr häufig werden auch andere Familienmitglieder in die Erkrankung einbezogen. Frau Otto beispielsweise hilft ihrer 9-jährigen Tochter Marie, die unter zwanghaften Befürchtungen vor Bakterien und unter Waschzwängen leidet, beim Säubern „infizierter“ Gegenstände. Sie macht dies nur ungern, da sie weiß, dass sie damit den Zwang unterstützt. Gleichzeitig weiß sie, dass Marie erst nach Mitternacht ins Bett kommen würde, wenn sie ihr nicht helfen würde. Und das will sie auch nicht, besonders nicht, wenn Marie am nächsten Morgen zur Schule muss. Bei Lindemanns ist besonders der Vater in den Zwang einbezogen. Der Sohn Luis (14 Jahre) hat Angst, mit Quecksilber in Kontakt zu kommen und dadurch dumm zu werden. Sein Vater muss ihm in den verschiedensten Situationen immer wieder versichern, dass Luis nicht mit Quecksilber in Berührung gekommen ist. Das kann bis zu zehnmal hintereinander vorkommen. Herr Lindemann reagiert dann oft schon sehr gereizt, weil ihn diese Fragerei so nervt. Bei der 12-jährigen Davina sind nicht nur die Eltern, sondern auch die Geschwister mit betroffen. Davina leidet unter Zwangsgedanken, dass ihr etwas Schlimmes geschehen könnte. Kommen solche Gedanken, so muss sie mehrfach den Gegengedanken „Alles wird gut!“ denken. Wird sie dabei gestört, muss sie Tätigkeiten, die sie gerade gemacht hat, wiederholen. Besonders schwierig sind für sie auch Fernsehsendungen oder Zeitungsartikel, in denen jemandem ein Unglück zugestoßen ist, oder Erzählungen der Eltern und Geschwister über Leute, denen etwas passiert ist. Da dies zu großen Ängsten bei Davina führt, wird in der Familie über viele Themen gar nicht mehr gesprochen, wenn sie dabei ist. Außerdem übernehmen die Familienmitglieder viele Aufgaben für Davina, weil sie selbst sie wegen der zahlreichen Wiederholungen gar nicht mehr schaffen würde.

6.2 Therapiemöglichkeiten und Anlaufstellen

Auch für zwangskranke Kinder und Jugendliche gibt es erfreulicherweise sehr viel mehr Behandlungsmöglichkeiten als noch vor einigen Jahren. Die kognitive Verhaltenstherapie ist bei Kindern und Jugendlichen die erste Wahl und kann je nach Bedarf ambulant, in einer Tagesklinik oder in einer Klinik durchgeführt werden. Außerdem stehen für Kinder und Jugendliche wirksame Medikamente zur Verfügung.

Psychotherapie

Den richtigen Therapeuten für eine ambulante kognitive Verhaltenstherapie zu finden, ist manchmal nicht so einfach, denn es gibt verschiedene Berufsgruppen mit ähnlich klingenden Bezeichnungen, sodass man manchmal gar nicht weiß, an wen man sich mit seinen Fragen und Anliegen eigentlich wenden soll.

Die richtige Person für eine Psychotherapie ist ein Kinder und Jugendlichenpsychotherapeut oder eine Fachärztin für Kinder- und Jugendpsychiatrie und -psychotherapie. Wenn Ihr Kind schon 16 Jahre oder älter ist, kann es auch zu einem Psychotherapeuten gehen, der eine Ausbildung für Erwachsene abgeschlossen hat, denn deren Inhalte lassen sich gut auf Jugendliche übertragen. Die weiteren Kriterien für ein gutes Behandlungsangebot entsprechen denen bei Erwachsenen **(Kapitel 3.2 „Psychotherapie“).**

Adressen von spezialisierten Therapeutinnen können Sie über die DGZ und die SGZ erfahren. (Die Adressen, Telefonnummern und Internet-Links finden Sie im **Kapitel 8 „Literatur und hilfreiche Adressen“.**) Sie können aber auch Ihren Kinderarzt fragen oder im Internet recherchieren. Leider muss man oft mit einer längeren Wartezeit rechnen.

Der Termin für das Erstgespräch wird meistens von den Eltern per Mail oder per Telefon mit der Therapeutin vereinbart. Jugendliche möchten sich manchmal lieber selbst darum kümmern. Beide Möglichkeiten sind für die Therapeutin in Ordnung. Bei Kindern sind im Erstgespräch üblicherweise ein oder beide Elternteile dabei. Jugendliche wollen häufig die Therapeutin lieber erst einmal allein kennen lernen. Dann ist es richtig, diesen Wunsch zu respektieren.

Auch im weiteren Verlauf werden Sie als Eltern im Normalfall regelmäßig mit in die Therapie einbezogen, je jünger die Kinder, desto häufiger. Für eine gelingende Therapie benötigt der Therapeut viele Informationen nicht nur von Ihrem Kind, sondern auch von Ihnen. Fragen zur Baby- und Kleinkindzeit kann Ihr Kind naturgemäß nicht beantworten, aber auch für die Gegenwart ist die Sicht einer vertrauten Person von außen sehr wichtig. Viele Kinder haben z. B. Schwierigkeiten zu erkennen, in welchen Situationen andere Menschen in die Zwangssymptomatik eingebunden sind und Aufgaben für den Zwang ausführen. Wenn später die Planung der Übungen ansteht, wird gemeinsam überlegt, wie Sie als Eltern helfen können, wie Sie Ihr Kind motivieren können und welches Verhalten Sie lieber unterlassen sollten, um den Zwang nicht zu stärken. Und mit Ihren eigenen Fragen können Sie sich natürlich auch an den Therapeuten wenden.

Nicht immer ist eine ambulante Psychotherapie ausreichend intensiv, sodass man über eine stationäre oder tagesklinische Behandlung nachdenken muss. Ob diese sinnvoll ist, können Sie gemeinsam mit Ihrem Kind, dem Kinderarzt oder der ambulanten Psychotherapeutin besprechen. Informationen über spezialisierte Kliniken erhalten Sie zum Beispiel über die DGZ oder die SGZ sowie über das Internet. Kinderärzte oder die Psychotherapeutin Ihres Kindes können auch oft empfehlenswerte Kliniken in Ihrer Wohnortnähe nennen. Durch einen Anruf oder einen Blick auf die Homepage der Klinik können Sie in Erfahrung bringen, wie das Vorgehen ist, damit man in einer solchen Klinik einen Platz bekommt.

Spezialisierte Kliniken haben meist längere Wartezeiten. Das Warten lohnt sich unserer Erfahrung nach jedoch, weil viele Kinder und Jugendliche von diesem spezialisierten Angebot besser profitieren können.

Die Abläufe und die meisten Behandlungsinhalte sind in einer Klinik für Kinder und Jugendliche ähnlich wie in einer Klinik für Erwachsene. Eine Besonderheit ist, dass Kinder und Jugendliche, die noch zur Schule gehen, für ein paar Stunden am Tag die Klinikschule besuchen. Sie als Eltern werden ca. einmal die Woche zu einem Gespräch mit dem Therapeuten eingeladen, um zu besprechen, wie Sie die Therapie Ihres Kindes bestmöglich unterstützen können. Gibt es weitere Probleme in der Familie, so können diese in Familiensitzungen gemeinsam mit dem Therapeuten bearbeitet werden. Sind Probleme sehr weitreichend, kann es sinnvoll sein, weitere Helfer mit einzubeziehen, damit die Familie im Alltag entlastet wird. Auch das wird in gemeinsamen Sitzungen überlegt und gegebenenfalls von der Sozialpädagogin der Klinik in die Wege geleitet.

Medikamente

Wie bei Erwachsenen werden, wenn eine Medikation notwendig ist, die selektiven Serotonin-Wiederaufnahme-Hemmer **(Kapitel 3.3 „Medikamente“)** zur Behandlung von Zwangserkrankungen bei Kindern und Jugendlichen empfohlen (S3-Leitlinie für Diagnostik und Therapie von Zwangsstörungen im Kindes- und Jugendalter, DGKJP, 2021; Wewetzer & Wewetzer, 2017). Der beste Ansprechpartner für die Beratung und die Verschreibung von Medikamenten ist ein Facharzt für Kinder- und Jugendpsychiatrie und -psychotherapie. Auch eine Kinderärztin (genauer: Fachärztin für Kinder- und Jugendmedizin), die sich mit seelischen Problemen und deren medikamentöser Behandlung gut auskennt, ist eine geeignete Ansprechpartnerin. Generell werden Medikamente bei Kindern deutlich zurückhaltender verordnet als bei Erwachsenen.

6.3 Wie Sie Ihr Kind unterstützen können

Viele der für erwachsene Zwangskranke beschriebenen Unterstützungsmaßnahmen können Sie gut auf Jugendliche im Alter von 13 bis 18 Jahren übertragen. Wenn Ihr Kind jünger ist, also 12 Jahre alt oder darunter, muss die Unterstützung allerdings „kindgerechter" aussehen. Aber letztlich gelten auch hier ähnliche Grundprinzipien für Sie als Eltern, die helfen möchten. Ihr Kind braucht Ihre verlässliche emotionale Unterstützung und regelmäßige Ermutigungen und Trost. Gleichzeitig ist ihm aber nicht damit geholfen, wenn Sie bei den Zwängen mitmachen, im Gegenteil, das würde diese noch stärken. Sie können daher konkret helfen, indem Sie sich nicht in die Zwangsrituale Ihres Kindes einbinden lassen, sondern dem Zwang schrittweise die Unterstützung entziehen. Und Sie können Ihrem Kind bei der Planung und Umsetzung von Übungen gegen die Zwänge mit Rat und Tat zur Seite stehen.

Allgemeine Unterstützung

Stärken Sie Ihr Kind! Zwangskranke Kinder haben häufig wenig Selbstbewusstsein und fühlen sich oft einsam und unglücklich. Das ist häufig Folge der Erkrankung, weil sie z.B. aus Scham Freizeitaktivitäten mit Gleichaltrigen nicht mitmachen mögen oder weil sie aufgrund der Zwänge schulische Probleme bekommen. Sich einsam und unglücklich zu fühlen, kann aber gleichzeitig dazu führen, dass Zwänge dadurch weiter zunehmen. Sie als Eltern können dem zumindest etwas entgegenwirken, indem Sie Ihrem Kind immer wieder zeigen, dass Sie es lieben – unabhängig von seinem Zwang. Sicherheit, Liebe und Rückhalt von den Eltern zu haben, auch wenn man Zwänge hat, ist eine ganz wertvolle Unterstützung für Ihr Kind. Geben Sie Ihrem Kind außerdem viel Lob und Bestätigung für seine positiven Eigenschaften, für alles, was es gut macht, denn damit stärken Sie es. Versuchen Sie außerdem, seine gesunden Seiten zu fördern, indem Sie die Beziehung zu Ihrem Kind in möglichst vielen Lebensbereichen ganz normal gestalten. Denn auch wenn Ihr Kind unter einer Zwangserkrankung leidet, so gibt es ja auch diese gesunden Seiten und Bereiche. Geben Sie Ihrem Kind viel Aufmerksamkeit und Bestätigung in zwangsfreien Zeiten (statt für die Zwänge!). Nutzen Sie solche Zeiten beispielsweise für gemeinsame Unternehmungen. Diese tun Ihnen beiden gut und verbessern Ihre Beziehung, die ja oft genug unter dem Zwang leidet. Außerdem stärkt es das Selbstbewusstsein Ihres Kindes, wenn es merkt, was alles ohne Zwang möglich ist.

Achten Sie auch darauf, dass Ihr Kind sich nicht überlastet, denn Stress und Überlastung führen häufig dazu, dass Zwänge zunehmen.

Wenn Probleme in der Schule, im Freundeskreis oder in der Familie Ihr Kind zusätzlich zu den Zwängen belasten, so hören Sie sich seine Sorgen verständnisvoll an. Suchen Sie gemeinsam nach Lösungen für diese Belastungen. Diese können beispielsweise darin bestehen, Freizeitverpflichtungen, die Ihr Kind stressen, zu reduzieren, damit es mehr Pausen hat, mehr Unterstützung bei den Hausaufgaben zu geben oder einen verständnisvollen Nachhilfelehrer zu engagieren, wenn Ihr Kind Schwierigkeiten in der Schule hat. Wenn Eltern eigene Probleme haben, so versuchen Sie, diese nicht ins Familienleben zu tragen und Lösungen zu finden (z.B. durch Paartherapie, Schuldenberatung etc.).

Wichtig ist auch, im Blick zu behalten, dass der Zwang nicht zum Hauptthema in Ihrer Familie wird. Es kostet einige Mühe, aber versuchen Sie, ein halbwegs normales Familienleben aufrechtzuerhalten. So können Sie mit Ihrem betroffenen Kind besprechen, dass es Zeiten gibt, in denen in der Familie nicht über den Zwang gesprochen wird wie z.B. bei den Mahlzeiten. Viele Eltern haben ein schlechtes Gewissen ihren anderen Kindern gegenüber, dass diese zu kurz kommen. Wenn man ein krankes Kind hat, ist es jedoch ganz normal, dass man für die anderen weniger Zeit hat. Erklären Sie Ihren anderen Kindern, was eine Zwangserkrankung ist und welche Auswirkungen sie haben kann, um Verständnis zu wecken. Versuchen Sie, auch mit Ihren anderen Kindern hin und wieder Zeit allein zu verbringen. So können Sie zeigen, dass Sie auch für die anderen Kinder da sind. Planen Sie außerdem gemeinsame schöne Aktivitäten mit allen Familienmitgliedern. Das tut allen gut und ist ein wichtiger Ausgleich zu den Belastungen durch die Zwänge.

Dem Zwang die Unterstützung entziehen

In Kapitel 4.2.2 haben Sie schon erfahren, warum es wichtig ist, dem Zwang die Unterstützung zu entziehen, und wie dies konkret aussehen kann. Nicht nur bei erwachsenen Zwangskranken, auch bei Kindern ist dies ein heikles Thema, das oft mit Streit verbunden ist. Besonders am Anfang ist es für Ihr Kind schwer, wenn Sie sich auf einmal anders verhalten. Ihr Kind wird sich zunächst schlechter fühlen und das wiederum ist für Sie nicht leicht auszuhalten. Trotzdem ist es notwendig, dass Sie dem Zwang die Unterstützung entziehen, damit er auf Dauer verschwinden kann. Mit der Zeit wird es für Ihr Kind einfacher, da es allmählich lernt, besser damit umzugehen.

Um für alle Beteiligten die Sache zu erleichtern, empfehlen wir, dass sich alle Familienmitglieder zusammensetzen und sich gemeinsam auf die nächsten Schritte einigen. Am besten halten Sie die Schritte auch schriftlich fest. Beim Tempo richten Sie sich am besten danach, was das betroffene Kind sich zutraut. Wählen Sie im Zweifelsfall lieber kleinere Schritte, um Erfolgserlebnisse sicherzustellen. Auf keinen Fall sollten Sie einfach so Ihre Unterstützung entziehen, ohne dass Ihr Kind dies vorher weiß. Aber auch wenn Sie alles gut vorbesprochen haben, ist es besonders am Anfang meist trotzdem schwierig für Ihr Kind. Wenn es Ihnen dann Vorwürfe macht und Sie unter Druck setzt, nachzugeben, bleiben Sie ruhig und freundlich. Erinnern Sie an die Absprachen, aber lassen Sie sich nicht in Diskussionen verwickeln. Loben Sie Ihr Kind für seine Anstrengungen, so viel wie möglich, wann immer es sich anbietet. Wenn Ihr Kind aggressiv wird, z.B. mit Sachen wirft oder versucht, Sie zu schlagen, sagen Sie laut und deutlich „Stopp“ und verlassen Sie den Raum, wenn es nicht aufhört. Sie können in einem ruhigen Moment mit Ihrem Kind besprechen, welche weiteren Konsequenzen es für ein solches Verhalten gibt. Manche Familien vereinbaren beispielsweise eine Kürzung der Medienzeit oder anderer Privilegien bzw. stellen eine Ausweitung von diesen bei zukünftig nicht-aggressivem Verhalten in Aussicht. Halten Sie diese Vereinbarung schriftlich fest und erinnern Sie Ihr Kind in der akuten Situation daran. Ungünstig ist, wenn Sie selbst aggressiv reagieren, und selbstverständlich sollten Sie niemals handgreiflich werden.

Als Eltern ist es wichtig, dass Sie auch die Geschwister im Blick haben. Stärken Sie die Geschwister, wenn diese unter Druck durch das zwangskranke Kind geraten. Ermuntern Sie sie, durchzuhalten, und loben Sie auch die Geschwister für ihren Einsatz. Machen Sie sich und den anderen Familienmitgliedern immer wieder klar, dass aller Anfang schwer ist, es aber mit der Zeit leichter wird. Setzen Sie sich in regelmäßigen Abständen (z.B. einmal die Woche) zusammen, um zu besprechen, was gut verlief und wie die nächsten Schritte sein können.

Hier ein paar Beispiele: Lea und ihre Mutter vereinbarten als ersten Schritt, dass die Mutter keine Rückversicherung mehr gibt, wenn Lea auf dem Schulweg anruft, weil sie Angst hat, etwas vergessen zu haben. Die Mutter geht zwar ans Telefon, sagt aber: „Ich gebe Dir keine Rückversicherung mehr, um Deinen Zwang nicht zu unterstützen." Frau Otto hilft Marie zwar weiter beim Saubermachen, aber sie wischt alles nur noch einmal ab, nicht mehr viele Male. Familie Lindemann bespricht gemeinsam, dass Luis vom Vater auf jede Frage nur noch dreimal eine Rückversicherung bekommt. Die anderen, seine Mutter und seine ältere Schwester, geben gar keine Rückversicherung.

Hilfe bei den Übungen

Auch bei Kindern und Jugendlichen sind Übungen (Expositionen) die wichtigste Maßnahme, damit der Zwang weniger werden und vielleicht irgendwann ganz verschwinden kann. Wenn Sie und Ihr Kind diese Übungen in Eigenregie angehen wollen, benötigen Sie beide zunächst die notwendigen Informationen darüber, den Sinn der Übungen zu verstehen, diese planen und umsetzen zu können. Dazu gehören insbesondere folgende Themen:

- Den Zwang besser kennen lernen mittels Selbstbeobachtung und Arbeitsblättern
- Erstellen einer Liste mit den zu übenden Situationen (Zwangsleiter) und eines Übungsplanes
- Sich den Zwangsauslösern stellen und Zwangshandlungen unterlassen;
- Dazu kommt eine weitere Maßnahme, nämlich Gegen-Sätze zu den Behauptungen des Zwanges zu entwickeln und einzusetzen, um dem Zwang besser Widerstand zu leisten.

In Kapitel 4.2.4 haben Sie schon viele Informationen über die Mitarbeit bei den konkreten Übungen gegen den Zwang lesen können. Diese Informationen können Sie auch für die Übungen mit Ihrem Kind benötigen. An dieser Stelle konzentrieren wir uns auf die Unterschiede zwischen Kindern und erwachsenen Betroffenen. Ein grundlegender Unterschied besteht beispielsweise darin, dass wir Angehörigen erwachsener Zwangskranken empfehlen, den Betroffenen zwar zu unterstützen und zu motivieren, aber darauf zu achten, ihm nicht die Arbeit abzunehmen. Bei Kindern stellt sich die Lage anders dar. Insbesondere jüngere Kinder brauchen meist sehr viel mehr Unterstützung, Lob und Ermutigung, klare und verbindliche Absprachen sowie regelmäßiges Überprüfen, dass die Absprachen eingehalten werden. Jugendliche hingegen wollen meist mehr in Eigenregie unternehmen, brauchen aber natürlich ebenso Lob und Anerkennung, um motiviert weitermachen zu können. Besprechen Sie am besten mit Ihrem Kind, welche Form der Unterstützung Sie beide für sinnvoll halten.

Konkrete Unterstützung kann an verschiedenen Stellen hilfreich sein. Es beginnt schon damit, dass jüngere Kinder meist überfordert sind, ein Selbsthilfebuch allein zu lesen. In diesem Fall können Sie als Eltern das Buch Kapitel für Kapitel mit Ihrem Kind zusammen lesen und mit ihm den Inhalt durchgehen. So können Sie sicherstellen, dass es auch wirklich alles versteht. Weiter geht es mit dem Ausfüllen von Arbeitsblättern zu verschiedenen Themen (z. B. ein Selbstbeobachtungsprotokoll, wann der Zwang auftritt, wie stark er ist und was vermieden wird). Dies ist ein wichtiger Bestandteil der Übungsvorbereitung. Auch hier brauchen jüngere Kinder viel Hilfe in Form von gemeinsamem Erarbeiten und Ausfüllen, weil sie vieles selbst noch nicht so gut einschätzen und zu Papier bringen können. Günstig sind feste Verabredungen, zu denen man sich gemeinsam hinsetzt und wieder ein Stück „Selbsthilfe-Arbeit" erledigt. Jugendlichen reicht häufig ein konstruktives Feedback (Was habe ich gut gemacht, was können meine Eltern und bei Bedarf auch die Geschwister an weiteren Informationen und Eindrücken beisteuern?). Geht es um die Formulierung von Zielen, sollten Sie darauf achten, dass Ihr Kind sich nicht überfordert, indem es sich zu hohe Ziele steckt. Jüngere Kinder können oft noch schwer beurteilen, was ein realistisches Ziel ist. Hat Ihr Kind aus den Augen verloren, was eigentlich normales Verhalten ist, weil es das gar nicht weiß oder weil es schon so lange an Zwängen leidet, so können Sie ihm helfen, dies herauszufinden.

Beispiel

Paul Widmer wusste gar nicht, wie weit Buchstaben und Zahlen von der Vorlage abweichen dürfen. In einem gemeinsamen Termin mit der Lehrerin wurde vereinbart, dass sich die Lehrerin einmal mit Paul zusammensetzt und ihm Geschriebenes von anderen Kindern zeigt, das so in Ordnung ist. Dadurch konnte Paul erkennen, dass es eine Bandbreite gibt, wie Buchstaben und Zahlen von 8-jährigen Kindern aussehen können.

Weiter können Sie Ihrem Kind bei der Erarbeitung, Planung und Durchführung der Übungen zur Seite stehen. Viele Kinder (besonders die jüngeren) sind froh, wenn Sie dabei sind, denn allein würden sie sich überfordert fühlen. Wenn Sie gemeinsam üben wollen, so sprechen Sie vorher den genauen Ablauf der Übung durch. Das nimmt Kindern ein wenig die Ängste, was da auf sie zukommt. Planen Sie genügend Zeit ein und stellen Sie sicher, dass Sie nicht gestört werden. Wie auch bei Übungen mit erwachsenen Zwangskranken fragen Sie während der Übung in kürzeren Abständen (alle paar Minuten), wie es Ihrem Kind geht, welche Gedanken ihm durch den Kopf gehen und welche Körperreaktionen es bemerkt. Dadurch unterstützen Sie Ihr Kind, bei sich zu beobachten, wie die Ängste oder anderen unangenehmen Gefühle geringer werden. Achten Sie dabei auch auf große und kleine Fortschritte und erkennen Sie diese an. Kinder sind sicher noch viel mehr als Erwachsene darauf angewiesen, dass sie jemand lobt und ermutigt, damit sie gut weitermachen können. Wie auch bei Erwachsenen gilt, dass kurze Nachfragen bei den Übungen sinnvoll sind, damit Sie wissen, wie es in Ihrem Kind gerade aussieht. Kurze Ermutigungen sind eine Unterstützung, lange Gespräche dagegen nicht, denn sie lenken von den Übungen ab. Achten Sie insbesondere darauf, dass Sie nicht ins Diskutieren kommen und keine Beruhigungen geben. Beantworten Sie außerdem möglichst keine zwanghaften Fragen. Diese erkennen Sie daran, dass sie sich immer wiederholen. Dann sagen Sie Ihrem Kind freundlich, dass Sie jetzt nicht weiter drüber sprechen möchten oder die Frage nicht beantworten möchten, weil Sie sonst den Zwang stärken. Und das wollen Sie ja beide nicht. Die Übung ist beendet, wenn die unangenehmen Gefühle deutlich gesunken sind. Nach der Übung sprechen Sie mit Ihrem Kind darüber, wie es war und wie es ihm jetzt geht. Zeigen Sie Ihrem Kind, dass Sie sich freuen, dass es die Übung gemacht hat und dass Sie stolz sind. Achten Sie mit darauf, dass Ihr Kind sich belohnt.

Mit der Zeit sollte Ihr Kind irgendwann die Übungen alleine durchführen, denn manchmal sind Eltern oder andere Begleiter auch Sicherheitssignale, d.h. die Angst steigt nicht so hoch, da ja jemand anderes dabei ist, der die Verantwortung übernimmt.

Immer wieder mal kann es vorkommen, dass einzelne Übungen oder auch mehrere Übungen hintereinander nicht gut gelingen. Das ist ganz normal. Die Übungen sind anstrengend und fordernd, sodass trotz aller Bemühungen nicht immer alles wie gewünscht klappen kann. Das ist

Beispiel

Paul und seine Mutter besprachen, sich als Erstes die Hausaufgaben vorzunehmen. Das war für ihn einfacher, weil er zu Hause die Ruhe hatte, sich auf diese doppelt schwere Aufgabe (Hausaufgabe + Übung gegen den Zwang) zu konzentrieren. Sonst war seine Mutter bei den Hausaufgaben meistens im gleichen Raum, aber für diese Übung wünschte sich Paul, dass seine Mutter neben ihm am Tisch saß. Abgemacht wurde, dass Paul die Buchstaben und Zahlen nur noch ausradieren darf, wenn sie falsch geschrieben waren. Waren sie nur etwas schief oder schräg, so sollte er sie so stehen lassen. Besonders am Anfang fiel es Paul sehr schwer, das Geschriebene nicht wegzuradieren. Er brauchte viel Ermutigung und Bestärkung seiner Mutter, alles so stehen zu lassen und nicht zum Radiergummi zu greifen. Nach dem ersten Mal lobte Frau Widmer Paul sehr, und am Abend kochte sie ihm seinen Lieblingsnachtisch, nämlich Schokoladenpudding. Für die weiteren Hausaufgaben ließ sie sich ein anderes Belohnungssystem einfallen (denn Paul sollte nicht jeden Abend Schokoladenpudding essen). Am nächsten Tag in der Schule wurde Paul sehr von seiner Lehrerin gelobt, die von der Übung wusste.

dann weder die Schuld Ihres Kindes noch Ihre Schuld. Wenn Ihr Kind dann traurig ist und denkt, dass es die Übung nicht schaffen kann, machen Sie ihm Mut, indem Sie ihm die Dinge in Erinnerung rufen, die es schon geschafft hat. Wenn Ihr Kind die Übungen vorzeitig beenden möchte, so rufen Sie ihm einfühlsam und ermutigend seine Übungsziele in Erinnerung. Sie können ihm auch nochmals verdeutlichen, warum es sich langfristig lohnt, durchzuhalten. Damit motivieren Sie Ihr Kind, die aktuellen kurzfristigen Belastungen auszuhalten. Wenn Ihr Kind nicht alles schafft, was es sich vorgenommen hat, oder die Übungen nicht wie abgesprochen durchführt, schimpfen Sie nicht. Machen Sie auch nicht zu viel Druck, dass Ihr Kind die Übungen wie ursprünglich abgesprochen durchführen soll. Manchmal geht es einfach nicht. Jeder hat mal schlechte Tage, und nicht immer läuft alles gleich gut. Akzeptieren Sie dies, und vermitteln Sie dies auch Ihrem Kind, damit es nicht zu sehr entmutigt wird. Überlegen Sie, was ein Teilerfolg war, und loben Sie Ihr Kind dafür, dass es diesen erreicht hat. Ermutigen Sie Ihr Kind, die Übung zusammen mit Ihnen möglichst bald, z.B. am nächsten Tag, erneut in Angriff zu nehmen. Dann klappt es vielleicht besser.

Es kann immer auch mal Phasen geben, in denen ein Kind die Übungen gegen die Zwänge nicht machen möchte. Das kann verschiedene Gründe haben. Manche Kinder vergessen die Übungen. Ärgern Sie sich nicht! Das ist ganz normal, Kinder können sich vieles oft noch nicht so gut merken wie Erwachsene. Achten Sie darauf, dass Sie feste Termine vereinbaren, und erinnern Sie Ihr Kind an den Termin! Wenn Ihr Kind die Übungen nicht machen will, erinnern Sie es daran, warum es die Übungen macht. Es ist hilfreich, vorher eine Pro-und-Contra-Liste anzulegen, in der steht, was daran gut ist, wenn der Zwang weg geht, und was daran schlecht ist. Wenn Ihr Kind ein Motivationstief hat, können Sie diese Liste noch einmal gemeinsam durchgehen.

Manchmal ist die Motivation so unklar, dass es Sinn macht, einen Punkteplan einzuführen. In diesem Fall würde man vereinbaren, welche Belohnungen es für welche Übungen gibt. Als Belohnung sollten Sie nicht nur materielle Dinge auswählen, sondern v. a. gemeinsame Aktivitäten (Spiel spielen, vorlesen, schwimmen gehen etc.) oder Privilegien (länger aufbleiben, Übernachtungsbesuch, Lieblingsessen wünschen). Sie können dann eine Tabelle führen, in die jede durchgeführte Übung und die dafür erhaltenen Punkte eingetragen werden. Ihr Kind kann dann die gesammelten Punkte gegen Belohnungen eintauschen.

Beispiel

Frau Widmer hatte damit gute Erfahrungen gemacht. Sie besprach mit Paul, dass er für jede Übung einen Stern bekam, den er auf einen Zettel aufklebte. Wenn er 25 Sterne zusammenhatte, durfte er sich eine gemeinsame Unternehmung mit seinem Vater wünschen. Das letzte Mal waren sie im Planetarium. Das nächste Mal möchte er mit seinem Vater zu einem Fußballspiel von St. Pauli gehen und freut sich schon sehr darauf.

6.4 Zusammenfassung

Eltern zwangskranker minderjähriger Kinder und Jugendlicher sind häufig besonders belastetet, weil sie sich große Sorgen machen, ob ihr Kind die anstehenden Entwicklungsschritte gut bewältigt, und weil sie besonders viel Verantwortung haben und sich deswegen oft schlechter abgrenzen können. Eltern können (und müssen) gleichzeitig sehr viel tun, damit es ihrem Kind besser geht. Sie helfen oder übernehmen die Therapeutensuche, sind intensiv in eine Verhaltenstherapie einbezogen und werden bei Selbsthilfeansätzen sehr stark gefordert. Die Therapie und auch die Selbsthilfemöglichkeiten sind bei Kindern von den Methoden her ähnlich wie bei Erwachsenen, nur müssen sie „kindgerecht“ durchgeführt werden. Kinder benötigen auch meist sehr viel mehr Ermutigung, praktische Unterstützung und Anleitung, insbesondere wenn sie jünger sind.

7 Antworten auf häufige Fragen von Angehörigen

1. Wie erkenne ich, ob jemand eine Zwangserkrankung hat?

Wenn Sie vermuten, dass jemand, der Ihnen nahesteht, unter einer Zwangserkrankung leidet, können Sie die von Ihnen gemachten Beobachtungen mit den Beschreibungen vergleichen, die Sie in diesem Buch finden (vor allem in **Kapitel 1 „Informationen zur Zwangsstörung“**, Sie finden dort auch eine Symptomcheckliste). Falls Sie den Eindruck haben, dass einige der Beschreibungen das Verhalten des Betroffenen widerspiegeln, ist dies ein wichtiger Hinweis auf eine möglicherweise bestehende Zwangsstörung. Allerdings kann die Diagnose letztlich nur von einer Fachperson gestellt werden, der dafür auch mit dem Betroffenen selbst sprechen muss (ein erster Ansprechpartner kann der Hausarzt sein, aber auch eine Psychiaterin bzw. psychologischer oder ärztlicher Psychotherapeut). Sie sollten über Ihre Vermutung daher mit dem Betroffenen sprechen und ihm dazu raten, eine fachliche Beratung aufzusuchen. Auch wenn ein solches Gespräch oft nicht einfach ist, ist es sehr wichtig, denn je früher eine Zwangserkrankung erkannt wird, desto größer sind die Chancen auf eine erfolgreiche Behandlung.

2. Stimmt es, dass Zwangserkrankungen vererbt werden?

Vererbung spielt wahrscheinlich bei einem Teil der Betroffenen eine Rolle, aber nicht bei allen. Es kann heutzutage noch nicht abschließend beurteilt werden, welche Bedeutung der Vererbung für die Entstehung von Zwangsstörungen zukommt. Sicher ist, dass immer mehrere Ursachen zusammenkommen müssen, damit eine Zwangsstörung entsteht. Vererbung alleine reicht als Erklärung nicht aus. Andere, oft entscheidende Faktoren sind unter anderem die Persönlichkeit des

Betroffenen, prägende Kindheitserfahrungen und spätere kritische Lebensereignisse.

3. Was haben wir Eltern falsch gemacht, sodass unser Kind zwangskrank geworden ist?

Das ist eine der häufigsten Fragen, die uns in dieser oder ähnlicher Form gestellt wird. Auch wenn sich viele Eltern solche Selbstvorwürfe machen, was sehr belastend sein kann, sind diese nach allem, was man heute über die Entstehung von Zwangsstörungen weiß, nicht gerechtfertigt. Das bestätigt auch unsere eigene Erfahrung im Umgang mit den Familien zwangskranker Menschen: Die Eltern haben praktisch immer nach Kräften versucht, das Beste für ihr Kind bzw. ihre Kinder zu tun, und niemand hätte vorhersagen können, dass ihr Kind einmal zwangskrank werden würde. Im Nachhinein mögliche Fehler im Umgang mit dem Kind zu beurteilen, ist oft kaum möglich, und es kann dabei ein zu negatives Bild entstehen. Viele Menschen, die unter sehr problematischen familiären Bedingungen aufgewachsen sind, entwickeln später keine Zwangsstörung und auch keine anderen psychischen Probleme. Es führen immer viele Faktoren gemeinsam dazu, dass eine Zwangsstörung entsteht (darauf gehen wir in **Kapitel 2 „Wie Zwangsstörungen entstehen und warum sie nicht von alleine wieder verschwinden“** näher ein), und nicht die Mutter, der Vater oder die Erziehung sind die Ursache. Vielleicht lohnt es sich, wenn Sie mit Ihrem betroffenen Kind über mögliche eigene Fehler als Ursache der Zwangsstörung sprechen, eventuell auch zusammen mit einer Psychotherapeutin. Selbst wenn Ihr Kind Ihnen dabei Vorwürfe machen sollte, kann es eine Entlastung für alle Beteiligten sein, dies offen anzusprechen und nach Wegen zu suchen, damit zukünftig umzugehen. Oft teilen aber die betroffenen Kinder die Vorstellung ihrer Eltern gar nicht, dass Fehler von diesen gemacht wurden, die für die Zwangserkrankung eine Rolle spielen. Dies zu hören kann für Sie als Eltern eine große Entlastung sein und die Beziehung zu ihrem Kind verbessern.

4. Warum sind Übungen gegen die Zwänge (Exposition) wichtig? Gibt es ein anderes Vorgehen, das für die Betroffenen weniger unangenehm ist?

Die Übungen gegen Zwänge (auch Expositions- oder Konfrontationsübungen genannt) sind kein Wundermittel, aber sie sind ein entscheidender Bestandteil sowohl von erfolgreichen Selbsthilfeprogrammen als auch von einer Verhaltenstherapie. Letztlich wird der Betroffene nicht darum herumkommen, sich mit den gefürchteten Situationen direkt auseinanderzusetzen, wenn er diese bewältigen möchte. Nur so kann er lernen, mit den damit verbundenen Ängsten oder anderen unangenehmen Gefühlen umzugehen, ohne Zwangshandlungen ausführen zu müssen. Wenn das gelingt, ist es ein entscheidender Fortschritt bei der Bewältigung der Zwangserkrankung, was dem Betroffenen mehr Selbstvertrauen gibt, seine Lebensqualität verbessert und die Kraft des Zwanges schwächt. Dieses Vorgehen hilft den meisten Betroffenen, aber nicht allen. Es ist jedenfalls die erfolgversprechendste Vorgehensweise, die es zurzeit gibt. Alternativen, wie z. B. das alleinige Führen von therapeutischen Gesprächen, sind zwar auf den ersten Blick meist weniger belastend, führen aber selten zu entscheidenden Verbesserungen der Zwangssymptomatik. Sie sind aber oft zusätzlich zu den Übungen hilfreich, insbesondere in Bezug auf andere Problembereiche (siehe hierzu **Kapitel 3.2 „Psychotherapie“**).

5. Wie kann ich als Angehöriger mit meiner Ungeduld umgehen, wenn sich alles nur in sehr kleinen Schritten oder gar nicht verändert?

Wenn Sie als Angehöriger ungeduldig werden, weil sich so wenig verändert, wirft das oft Fragen auf: Soll ich der Betroffenen meine Unzufriedenheit mit den fehlenden Fortschritten zeigen? Oder belaste ich sie dann nur noch mehr damit? Tut sie wirklich genug gegen ihre Zwänge und ihre weiteren Probleme? Uns scheint es hierbei besonders wichtig, zwei Seiten zu sehen: Auf der einen Seite ist Ihre Ungeduld vollkommen verständlich, sie ist kein Zeichen für eine ungerechte Bewertung oder fehlendes Einfühlungsvermögen. Auf der anderen Seite tun viele Betroffene ihr Bestes, wehren sich nach Kräften gegen den Zwang, und dennoch kommen sie nur in kleinen Schritten oder zeitweise auch gar nicht voran. Die Zwänge und damit zusammenhängende Probleme erweisen sich einfach als sehr hartnäckig. Und die Ungeduld des Betroffenen hilft dann oft nicht weiter, genauso wenig wie jene des Angehörigen. „Eine Blume bekommt man nicht zum schnelleren Wachsen, wenn man an ihr zieht", ist eine Erkenntnis, die für diese Situation passend sein kann. Man wird nicht an ihr ziehen, damit sie schneller wächst, sondern sie regelmäßig gießen, Unkraut jäten, und auf diese Weise indirekt die Chancen für ein gutes Wachstum erhöhen. In Bezug auf Menschen mit langwierigen Zwangsstörungen heißt das, dass die von allen Seiten gewünschten Veränderungen nicht erzwungen werden können und es stattdessen die beste Strategie sein kann, sich anderen Bereichen als dem Zwang zuzuwenden. Dort (z. B. bei Freizeitaktivitäten, sozialen Kontakten, anderen Interessen) kann es, trotz unveränderter Zwänge, zu positiven Veränderungen kommen, was den Betroffenen und seinen Angehörigen zeigt, dass Entwicklungen möglich sind. Und diese können indirekt positive Effekte auf die Zwangsproblematik haben, sodass sich diese doch noch verbessert. Eine solche Sichtweise kann Ihnen helfen, die eigene Ungeduld zu vermindern. Weitere Anregungen dazu, was Sie für sich selbst tun können, um mit einer schwierigen Situation auf längere Sicht gut umgehen zu können, finden Sie im **Kapitel 5 „Was können Sie für sich selbst tun"**.

6. Wenn ich als Angehöriger hauptsächlich auf die Fortschritte des Betroffenen achte, setze ich ihn damit nicht zu stark unter Druck?

Die Aufmerksamkeit den Fortschritten bei der Bewältigung der Zwänge zuzuwenden, auch den ganz kleinen, und diese regelmäßig anzusprechen ist eine sehr wichtige Unterstützungsmöglichkeit für den Betroffenen. Nach unserer Erfahrung wird dies eher zu selten gemacht, und eine verstärkte Beachtung von (ansonsten vielleicht unbemerkt bleibenden) positiven Veränderungen hat eine motivierende und aufbauende Wirkung auf den Betroffenen und auch auf Sie selbst als Angehörige. Aber die Sorge, die hinter dieser Frage steckt, hat durchaus ihre Berechtigung: Wenn sich Angehörige, der Betroffene selbst und vielleicht auch noch eine Therapeutin hauptsächlich auf den Zwang und dessen Bewältigung konzentrieren, kann fast das ganze Leben zum „Kampf gegen den

Zwang" werden, was letztlich für alle zu anstrengend und einseitig wird. Deswegen ist es wichtig, als Angehöriger immer auch die Anteile des Betroffenen zu sehen, die mit dem Zwang nichts zu tun haben. Und selbst bei Menschen mit schweren Zwangsstörungen gibt es immer auch diese gesunde Seite. Wenn Sie darüber nachdenken, im Alltag darauf achten und mit dem Betroffenen darüber sprechen, werden Sie dies erkennen sehen oder gemeinsam mit ihm entdecken. Und dann können Sie diesen zwangsfreien Anteilen mehr Beachtung schenken, sie mit dem Betroffenen zusammen genießen, ganz ohne Erfolgsdruck.

7. Jemand in meinem Umfeld hat eine Zwangserkrankung – welche Therapie hilft ihm ganz sicher?

Auch wenn keine Therapie allen Betroffenen hilft, haben sich zwei Verfahren nach heutigem Wissensstand als wirksam erwiesen: eine bestimmte Form von Psychotherapie, die kognitive Verhaltenstherapie, und eine Gruppe von Medikamenten, die sogenannten serotonergen Antidepressiva (siehe **Kapitel 3.2 „Psychotherapie"** und **Kapitel 3.3 „Medikamente")**. Beide Behandlungsformen helfen 50 bis 70 % der Patienten, bei etwa der Hälfte von diesen erfolgreich behandelten Patienten und Patientinnen bessern sich die Zwänge erheblich, bei der anderen Hälfte verschwinden sie sogar ganz. Es gibt einen wesentlichen Unterschied in Bezug auf die Wirkung zwischen einer alleinigen Behandlung mit den serotonergen Antidepressiva und der kognitiven Verhaltenstherapie: Die Medikamente wirken meist nur so lange, wie sie eingenommen werden, während die kognitive Verhaltenstherapie auch zu langfristigen, über das Therapieende weit hinausgehenden Besserungen führt.

Auch wenn diese Zahlen darauf hinweisen, dass Zwangsstörungen heutzutage gut behandelbar sind, zeigen sie auch, dass einem Teil der Patientinnen und Patienten leider nicht entscheidend dabei geholfen werden kann, die Zwänge zu reduzieren. Eine solche Situation erfordert dann von allen Beteiligten eine enorme Geduld und Kraft, um nicht aufzugeben und trotz ausbleibender Erfolge an kleinen Zielen Schritt für Schritt weiterzuarbeiten. Auch hierfür kann eine professionelle Therapie sehr wichtig sein, die dann nicht die direkte Verringerung von Zwängen anstrebt, sondern andere Ziele hat: beispielsweise die Lebensqualität in anderen Bereichen zu verbessern oder auch eine weitere Zunahme der Zwänge zu verhindern. Niemand kann den langfristigen Verlauf solcher verfestigter Zwangserkrankungen vorhersagen, auch noch nach vielen Jahren kann es, manchmal zur Überraschung aller, doch noch zu einer deutlichen Besserung der Zwangssymptome kommen.

8. Wie soll ich damit umgehen, wenn ich merke, wie schlecht es dem Betroffenen geht, und befürchte, dass er nicht mehr leben will?

Im Verlauf von Zwangserkrankungen kann es dazu kommen, dass der Betroffene resigniert, nicht mehr weiter weiß und auch nicht mehr glaubt, dass es ihm in absehbarer Zeit wieder besser gehen kann. Vielleicht entwickelt sich auch zusätzlich eine Depression, die durch Hoffnungslosigkeit, Traurigkeit und die Vorstellung gekennzeichnet ist, anderen nicht mehr zur Last fallen zu wollen. Als Angehöriger macht man sich dann berechtigterweise große Sorgen um den Betroffenen, fürchtet vielleicht sogar, dieser könnte sich das Leben nehmen. Und manchmal spricht der Betroffene auch an, dass er nicht mehr leben möchte. In einer solchen Situation dem Betroffenen beizustehen, ist für Angehörige sehr belastend, auch für ihr eigenes Gefühlsleben. Ganz wichtig ist, dass Sie, wenn Sie in einer solchen Situation sind, einen Teil der Verantwortung abgeben, selbst eine professionelle Beratung aufsuchen und versuchen, den Betroffenen dazu zu motivieren, seinem Therapeuten darüber zu berichten bzw. sich einer Behandlung zu unterziehen. Der Therapeut kann dann die mögliche Gefährdung des Betroffenen aus fachlicher Sicht einschätzen und gegebenenfalls eine intensivere Hilfe in die Wege leiten (z. B. häufigere ambulante Gespräche, eine medikamentöse Unterstützung, eine tagesklinische oder auch stationäre Behandlung).

Wenn eine ganz akute Notfallsituation besteht, also ein Versuch des Betroffenen, sich das Leben zu nehmen, konkret zu befürchten ist, sollten Sie ihn davon überzeugen, dass er sofort Hilfe sucht. Die meisten psychiatrischen Kliniken haben rund um die Uhr einen Notfalldienst, den der Betroffene jederzeit konsultieren kann bzw. zu dem Sie ihn bringen können. Und wenn auch das nicht mehr ausreicht oder er das ablehnt, sollten Sie so handeln, wie Sie es bei einem anderen Notfall auch tun würden: eine sofortige Hilfe über eine entsprechende Notruf-

Telefonnummer anfordern (Notärztin, Sanitäter oder auch Polizei). Glücklicherweise ist so etwas sehr selten notwendig, aber es kann vorkommen, dass sich das Leiden des Zwangskranken zuspitzt und eine solche Krisensituation entsteht, und dann ist es gut, wenn Sie als Angehöriger wissen, was Sie tun können.

9. Meine Freundin hat eine Zwangserkrankung und fragt mich immer wieder, ob sie alles richtig gemacht hat. Wie soll ich mich als ihre beste Freundin verhalten?

Diese Rückversicherungsfragen sind Ausdruck von zwanghaften Zweifeln der Betroffenen, z. B. ob ihr kein Fehler unterlaufen ist oder sie keinen Schaden verursacht hat. Wenn Sie als ihre Freundin diese Fragen immer wieder beantworten, ist das für die Betroffene jeweils beruhigend, ihre Ängste oder Anspannung gehen zurück. Aber, und das haben Sie ja auch schon festgestellt: Diese Fragen werden in einer ähnlichen Situation wieder an Sie gestellt, Ihre Freundin braucht Sie immer wieder, damit sie sich beruhigen kann. Und das kann auf die Dauer Ihre Freundschaft sehr belasten. Der beste (aber nicht einfache) Weg für Sie ist es daher, diese Rückversicherungsfragen nicht zu beantworten. Nur dann hat Ihre Freundin die Chance zu lernen, selbst mit den für sie schwierigen Situationen umzugehen, ohne Ihre beruhigenden Antworten zu benötigen. Das sollten Sie mit ihr vorher besprechen, damit sie weiß, was auf sie zukommt. Das wird für Ihre Freundin anfangs nicht einfach sein, der Zwang wird sie unter Druck setzen, wahrscheinlich wird sie erst einmal verstärkt versuchen, auch weiterhin beruhigende Antworten von Ihnen zu erhalten. Es ist wichtig, dass Sie wissen, dass Ihre Freundin das nicht tut, um Sie zu nerven oder weil sie Sie nicht mehr mag. Der Grund ist der Zwang, der sie plagt. Wenn Sie sich das vergegenwärtigen, können Sie ihr in so einer Situation freundlich, aber bestimmt sagen, dass Sie ja mit ihr besprochen hatten, dass Sie diese Zwangsfragen nicht mehr beantworten werden. Anfangs wird das für Sie als Freundin wahrscheinlich schwierig und anstrengend sein, und es scheint Ihnen dann vielleicht doch einfacher, „um des lieben Friedens willen" auf die Fragen noch einmal zu antworten. Denken Sie dann daran, dass dies nur eine kurzfristige Entspannung bringt, sich dadurch langfristig aber nichts ändert und Ihre Freundin immer stärker auf Ihre beruhigenden Antworten angewiesen sein wird. Wenn Sie die Forderungen des Zwangs zurückweisen, ohne Ihre Freundin als Person abzuweisen, ist das die beste Hilfe für sie.

10. Was kann ich tun, wenn der Betroffene mir gegenüber aggressiv wird?

Gerade wenn Sie als Angehöriger es gegenüber dem Betroffenen ablehnen, sich in die Zwangsrituale einbinden zu lassen oder zwanghafte Fragen zu beantworten, kann es sein, dass der Betroffene zunehmend unter Spannung kommt, immer stärker fordert, dass Sie sich an die Regeln seines Zwangs halten und sogar aggressiv wird. Wie wir in **Kapitel 4 („Wie können Sie dem Betroffenen helfen“)** beschrieben haben, ist es in solchen Situationen auf der einen Seite nützlich, die problematischen Verhaltensweisen des Betroffenen nicht als dessen böse Absicht zu interpretieren, sondern als Ausdruck der Zwangsstörung. Das kann Ihnen dabei helfen, ihn nicht aus Ärger fallen zu lassen und auch nicht selber aggressiv zu reagieren. Auf der anderen Seite soll diese Sichtweise aber auch nicht bedeuten, dass Sie das aggressive Verhalten akzeptieren müssen, der Zwang also eine Art Entschuldigung dafür ist. Genau wie bei jedem anderem Menschen auch ist es wichtig, dass Sie dem Betroffenen klarmachen, wo Ihre eigenen Grenzen liegen. Sie sollten deutlich sagen, dass Sie die durch die Zwänge bedingten Aggressionen nicht akzeptieren und sich auch den Zwangsritualen nicht unterordnen werden. Je klarer Sie dies machen, desto besser wird es Ihnen gelingen, bei Ihrer Meinung zu bleiben und dennoch einen Beziehungs-Teufelskreis mit gegenseitigen Vorwürfen zu vermeiden.

11. Meine Ehe leidet unter den Zwängen meines Partners sehr, auch die Sexualität, was lässt sich daran ändern?

Zwänge sind oft sehr besitzergreifend, können den Betroffenen den ganzen Tag so stark beschäftigen, dass er kaum noch in der Lage ist, Interesse an anderen Aktivitäten beizubehalten oder eine zufrieden stellende Partnerschaft zu führen. Zum Teil wird der Partner vom Zwang auch noch in Beschlag genommen, Gespräche drehen sich hauptsächlich um das Zwangs-Thema, und manchmal macht der Partner bei einigen Zwangsritualen auch mit, um es dem Betroffenen (kurzfristig) leichter zu machen und Spannungen in der Partnerschaft zu vermeiden. Auch Sexualität kann zum Problem werden, vor allem aus zwei Gründen: Zum einen haben einige Zwänge direkt mit Sexualität zu tun, z. B. kann bei Befürchtungen vor Verschmutzung der nahe Körperkontakt mit einem anderen Menschen ein großes Problem für den Betroffenen darstellen, das mit Angst- oder Ekelgefühlen verbunden ist. Zum anderen kann die starke Ausrichtung des Lebens auf den Zwang dazu führen, dass das Interesse und die Lust an der Sexualität viel zu kurz kommen, manchmal auch ganz verschwinden.

Sicher haben Sie als Partner schon einiges versucht, um Ihre Beziehung wieder zu verbessern oder gar nicht erst allzu stark beeinträchtigen zu lassen. Vielleicht ist das Folgende für Sie daher nicht neu, aber nach unserer Erfahrung ist es dennoch immer wieder einen Versuch wert und oft hilfreich, diesen Aspekt verstärkt zu beachten: Richten Sie den Blick auf die nicht oder wenig vom Zwang beeinträchtigten Anteile Ihres Partners, und suchen Sie nach Gemeinsamkeiten mit ihm, die nicht durch den Zwang eingeschränkt werden. Wenn Sie etwas finden, das Ihnen zusammen Spaß machen könnte (z. B. eine gemeinsame Aktivität oder ein Interesse, das Sie beide haben), ist das schon eine Möglichkeit, um Ihre Beziehung zu verbessern. Natürlich ist das nicht alles, aber es kann ein erster Schritt sein, um dem Zwang weniger Raum in Ihrer Beziehung zu geben und stattdessen wieder erfreulichere Themen einfließen zu lassen.

Darüber hinaus kann ein Austausch mit anderen Angehörigen über dieses Thema hilfreich sein, entsprechende Kontaktadressen finden Sie in **Kapitel 8 „Literatur und hilfreiche Adressen“**. Und das Ansprechen der Beziehungsprobleme und auch der Sexualität im Rahmen einer Einzeltherapie des Betroffenen oder auch bei einem Paartherapeuten ist eine weitere Möglichkeit. In diesem Rahmen können Sie dann zusammen mit Ihrem Partner nach individuellen Wegen suchen, um Ihre Paarbeziehung wieder zu stärken.

12. Ich habe den Eindruck, dass mein Sohn seine Zwänge auch ab und zu als Ausrede einsetzt, um Belastungen aus dem Weg zu gehen. Wie kann ich sicher sein, dass das nicht so ist?

Auf der einen Seite ist es wichtig zu wissen, dass eine Zwangserkrankung nichts mit Willensschwäche, Faulheit oder etwas in der Art zu tun hat. Mit ihren wiederholten und für andere unvernünftig oder zumindest stark übertrieben erscheinenden Zwängen stoßen die Betroffenen oft auf Unverständnis. Angehörige haben dann manchmal das Gefühl, der Betroffene müsste sich doch nur zusammenreißen, um beispielsweise weniger zu kontrollieren oder zu waschen, und ärgern sich, wenn er es dennoch immer wiederholt. Von daher möchten wir nochmals betonen: Die Betroffenen können sich gegen ihre starken Zwänge oft kaum wehren, ihr Widerstand scheitert trotz aller Bemühungen, und sie wären noch so froh, wenn sie die wiederholten Handlungen oder wiederkehrenden Gedanken mit ihrem festen Willen einfach so loswerden könnten.

Auf der anderen Seite können selbstverständlich auch zwangskranke Menschen dazu neigen, es sich bequem zu machen, Anforderungen zu vermeiden – so wie viele anderen Menschen auch. Und es kann sein, dass es sich ein Betroffener zu leicht macht, wenn er seine Zwänge als Grund dafür angibt, etwas nicht tun zu wollen. Wenn Sie als Angehöriger den Eindruck haben, dass das der Fall ist, sollten Sie es offen ansprechen. Hierzu vielleicht ein Beispiel: Die Eltern eines 39-jährigen Mannes, der unter einem Sammelzwang litt, kamen zur Beratung, weil der Sohn seine gesammelten Gegenstände in ihrer gemeinsamen Wohnung immer mehr anhäufte, was sie sehr störte. Auf die vielfache Bitte ihrerseits hin, er möge die Sachen aufräumen und möglichst einige wegwerfen, antwortete er jeweils: „Ich kann das nicht machen wegen meiner Zwangserkrankung." In der Beratung wurden die Eltern darüber informiert, dass die Zwänge dabei tatsächlich eine wichtige Rolle spielen und es nicht an der fehlenden Willenskraft oder Faulheit ihres Sohnes liegt. Besprochen wurde aber auch, dass den Eltern berechtigterweise ein Zeichen von ihm fehlte, dass er gegen die Unordnung angeht, er schien es sich dabei sehr leicht zu machen. Ergebnis der Beratung war dann, dass die Eltern mit ihrem Sohn einige der folgenden Fragen besprechen würden: Woran genau hindert ihn seine Zwangserkrankung in Bezug auf die Unordnung? Könnte er zumindest einen Teil der Wohnung aufräumen? Wäre es möglich, dass er einmal damit beginnt und so lange weitermacht, wie er es schafft? Könnte er etwas gegen seine Zwänge unternehmen (in Selbsthilfe oder mit Hilfe einer professionellen Therapie), um in absehbarer Zeit auch das Aufräumen und Wegwerfen wieder besser erledigen zu können? Würde er einmal mit zu einem gemeinsamen Beratungsgespräch kommen?

Solche und ähnliche Fragen mit dem Betroffenen in Bezug auf eine konkrete Aufgabe (in dem genannten Beispiel das Aufräumen) zu besprechen bietet eine gute Chance, auf eine mögliche Bequemlichkeit zu sprechen zu kommen und daran, bei allem Verständnis für gewisse Einschränkungen durch die Zwangserkrankung, etwas zu ändern.

13. Wo kann ich weitere Fragen klären und Unterstützung bekommen?

Dieses Kapitel konnte Ihnen hoffentlich ein paar Ihrer Fragen beantworten. Aber natürlich kann es sein, dass wichtige Fragen von Ihnen offen geblieben sind oder dass das Lesen Sie zu neuen Fragen angeregt hat. Vielleicht brauchen Sie auch eine individuellere und intensivere Unterstützung, als sie ein solcher Ratgeber bieten kann. Dann möchten wir Sie ermutigen, eine weiterführende Beratung in Anspruch zu nehmen. Wie Sie in diesem Buch lesen konnten, werden Angehörige oft in die Therapie des Betroffenen mit einbezogen. Wenn das nicht vom Therapeuten selbst vorgeschlagen wird, können Sie mit der Betroffenen besprechen, dass Sie gerne einmal mitkommen würden. Ein solches gemeinsames Therapeutengespräch ist dann eine gute Gelegenheit, um auch Ihre eigenen Fragen und Bedürfnisse anzusprechen. Natürlich können Sie sich auch selbst, unabhängig von einer eventuell laufenden Therapie des Betroffenen, an einen Psychiater bzw. Psychotherapeutin für ein Beratungsgespräch wenden. Alternativ oder zusätzlich können Sie sich im Internet kundig machen und bei Beratungsstellen informieren, welche Angebote es für Angehörige gibt. Hierfür nützliche Adressen finden Sie im **letzten Kapitel dieses Buches „Literatur und hilfreiche Adressen“**.

8 Literatur und hilfreiche Adressen

8.1 Verwendete Literatur

Baer, L. (2007). *Alles unter Kontrolle. Zwangsgedanken und Zwangshandlungen überwinden* (3. Aufl.). Bern: Verlag Hans Huber.

DGKJP – Deutsche Gesellschaft für Kinder- und Jugendpsychiatrie, Psychosomatik und Psychotherapie e. V. (2021). *S3-Leitlinie für Diagnostik und Therapie von Zwangsstörungen im Kindes- und Jugendalter*. Verfügbar unter https://www.awmf.org/leitlinien/detail/ll/028-007.html

DGPPN – Deutsche Gesellschaft für Psychiatrie und Psychotherapie, Psychosomatik und Nervenheilkunde. (2022). *S3-Leitlinie Zwangsstörungen*. Verfügbar unter https://www.awmf.org/leitlinien/detail/ll/038-017.html

Förstner, U., Külz, A. K. & Voderholzer, U. (2011). *Störungsspezifische Behandlung der Zwangsstörungen. Ein Therapiemanual*. Stuttgart: Kohlhammer.

Fricke, S. (2021). *Therapie-Tools Zwangsstörungen* (2. Aufl.). Weinheim: Beltz.

Fricke, S. & Armour, K. (2022). *Dem Zwang die rote Karte zeigen. Ein Ratgeber für Kinder, Jugendliche und deren Eltern* (3. Aufl.). Köln: Balance Buch- und Medienverlag.

Fricke, S. & Hand, I. (2021). *Zwangsstörungen verstehen und bewältigen. Hilfe zur Selbsthilfe* (9. Aufl.). Köln: Balance Buch- und Medienverlag.

Fricke, S., Rufer, M. & Hand, I. (Hrsg.). (2006). *Verhaltenstherapie bei Zwangsstörungen – Fallbasierte Therapiekonzepte*. München: Elsevier, Urban & Fischer.

Külz, A. (2017). *Dem inneren Drachen mit Achtsamkeit begegnen: Selbsthilfe bei Zwängen*. Weinheim: Beltz.

Oldham, J. & Morris, L. B. (2021). *Ihr Persönlichkeitsporträt* (8. Aufl.). Hohenwarsleben: Westarp.

Rufer, M., Fricke, S., Moritz, S., Kloss, M. & Hand, I. (2006). Symptom dimensions in obsessive-compulsive disorder: prediction of cognitive-behavior therapy outcome. *Acta Psychiatrica Scandinavica, 113*, 440–446. https://doi.org/10.1111/j.1600-0447.2005.00682.x

Rufer, M. & Poppe, C. (2022). Kognitive Verhaltenstherapie der Zwangsstörung. In C. Benoy & M. Walter (Hrsg.), *Zwangsstörung: Grundlagen – Formen – Interventionen* (S. 188–201). Stuttgart: Kohlhammer.

Schwartz, J. M. & Beyette, B. (2000). *Zwangshandlungen und wie man sich davon befreit* (2. Aufl.). Frankfurt: Fischer.

Voderholzer, U. & Rufer, M. (2021). Zwangsstörungen. In M. Bauer, A. Meyer-Lindenberg, F. Kiefer & A. Philipsen (Hrsg.), *Referenz Psychische Störungen* (S. 300–313). Stuttgart: Thieme.

Wewetzer, G. & Wewetzer, C. (2017). *Therapie-Tools Zwangsstörungen im Kindes- und Jugendalter*. Weinheim: Beltz.

8.2 Selbsthilfeempfehlungen (eine Auswahl)

Literatur

Althaus, D., Niedermeier, N. & Niescken, S. (2018). *Zwangsstörungen: Wenn die Sucht nach Sicherheit zur Krankheit wird*. München: C.H. Beck. https://doi.org/10.17104/9783406658785

Ambühl, H. (2016). *Frei werden von Zwangsgedanken* (6. Aufl.). Düsseldorf: Patmos Verlag.

Ciupka-Schön, B. (2022). *Zwänge bewältigen: ein Mutmachbuch* (2. Aufl.). Mannheim: Patmos-Verlag.

Fricke, S. & Armour, K. (2022). *Dem Zwang die rote Karte zeigen. Ein Ratgeber für Kinder, Jugendliche und deren Eltern* (3. Aufl.). Köln: Balance Buch- und Medienverlag.

Fricke, S. & Hand, I. (2021). *Zwangsstörungen verstehen und bewältigen. Hilfe zur Selbsthilfe* (7. Aufl.). Köln: Balance Buch- und Medienverlag.

Goletz, H., Roessner, V. & Döpfner, M. (2020). *Ratgeber Zwangsstörungen: Informationen für Betroffene, Eltern, Lehrer und Erzieher*. Göttingen: Hogrefe. https://doi.org/10.1026/02646-000

Külz, A. (2017). *Dem inneren Drachen mit Achtsamkeit begegnen: Selbsthilfe bei Zwängen*. Weinheim: Beltz.

Moritz, S. & Hauschildt, M. (2016). *Erfolgreich gegen Zwangsstörungen. Metakognitives Training – Denkfallen erkennen und entschärfen*. Berlin: Springer.

Winston, S.M. & Seif, M.N. (2018). *Tyrannen in meinem Kopf: Zwangsgedanken überwinden – ein Selbsthilfeprogramm*. Paderborn: Junfermann.

Internet

Mittlerweise gibt es im Internet sehr viele Angebote und Informationsmöglichkeiten für Betroffene und (seltener) für Angehörige, beispielsweise deutsch- und englischsprachige Onlineforen, Beiträge auf YouTube, sodass wir gar nicht alle auflisten können. Eine sehr gute Anlaufstelle ist aus unserer Sicht **OCD Land – Dein digitaler Begleiter gegen den Zwang: www.ocdland.com**. Dort finden Betroffene und Angehörige umfangreiche Inhalte zum Thema Zwangsstörungen in Form von Blog-Artikeln, einem Podcast und zahlreichen Betroffenenberichten. Außerdem gibt es eine App, in welcher Betroffene Fragen an eine Community stellen und zahlreiche effektive Selbsthilfe-Techniken in Eigenregie anwenden können. Mit einem Instagram-Account und einem YouTube-Kanal ist OCD Land auch in den sozialen Medien präsent.

8.3 Kontaktadressen

Bundesrepublik Deutschland

Deutsche Gesellschaft Zwangserkrankungen e. V. (DGZ)
Postfach 70 23 34, D – 22023 Hamburg
www.zwaenge.de
Tel.: ++49 +40 68 91 37 00
E-Mail: zwang@t-online.de

Nationale Kontakt- und Informationsstelle zur Anregung und Unterstützung von Selbsthilfegruppen (NAKOS)
Otto-Suhr-Allee 115, D -
10585 Berlin-Charlottenburg
www.nakos.de, Tel.: ++49 +30 31 01 89 60
E-Mail: selbsthilfe@nakos.de

Familien Selbsthilfe – Bundesverband der Angehörigen Psychisch Kranker (BAPK)
Oppelner Str. 130, D – 53119 Bonn
www.bapk.de
Tel.: ++49 +228 71 00 24 00
E-Mail: bapk@psychiatrie.de

Schweiz

Schweizerische Gesellschaft für Zwangsstörungen (SGZ)
c/o Psychiatrische Universitätsklinik Zürich
Klinik für Kinder- und Jugendpsychiatrie und Psychotherapie
Neumünsterallee 3, Postfach 233
8032 Zürich
www.zwaenge.ch
E-Mail: kontakt@zwaenge.ch

Vereinigung der Angehörigen von Schizophrenie/ Psychisch Kranken (VASK)
Langstrasse 149, CH – 8004 Zürich
www.vask.ch
Tel.: ++41 +44 240 12 00
E-Mail: info@vask.ch

Selbsthilfe Schweiz
Laufenstrasse 12
4053 Basel
Tel. ++41 +61 333 86 01
E-Mail: info@selbsthilfeschweiz.ch

Österreich

Österreichisches Portal rund um die Zwangskrankheit
www.zwaenge.at
Tel.: ++43 +650 7537103

Hilfe für Angehörige und Freunde psychisch Erkrankter (HPE-Österreich)
www.hpe.at
Tel.: ++43 +1 5264202
E-Mail: office@hpe.at

Sachwortverzeichnis

Autoren

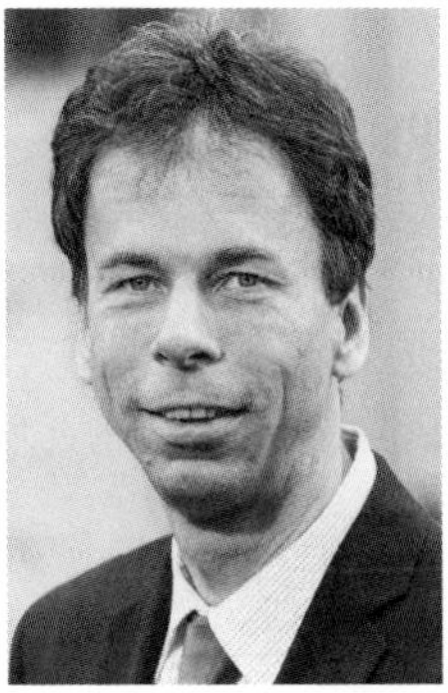

Michael Rufer, Prof. Dr. med.,
ist Facharzt für Psychiatrie und Psychotherapie sowie Facharzt für Psychotherapeutische Medizin. Er arbeitet als Chefarzt der Klinik Zugersee, Triaplus AG, sowie an der Klinik für Psychiatrie, Psychotherapie und Psychosomatik der Psychiatrischen Universitätsklinik Zürich. Seit vielen Jahren beschäftigt er sich mit Zwangsstörungen, sowohl in der Praxis als auch in der Wissenschaft. Er hat eine große Anzahl von Fachartikeln, Büchern und Buchkapiteln zu Angst- und Zwangsstörungen sowie Psychotherapiethemen veröffentlicht. Von 2008 bis 2019 war Michael Rufer Präsident der Schweizerischen Gesellschaft für Zwangsstörungen (SGZ), aktuell ist er Mitglied im Vorstand der SGZ und im wissenschaftlichen Beirat der Deutschen Gesellschaft für Zwangserkrankungen e.V.
Anschrift: Triaplus AG, Klinik Zugersee, Widenstrasse 55,
CH-6317 Oberwil-Zug
E-Mail: michael.rufer@triaplus.ch

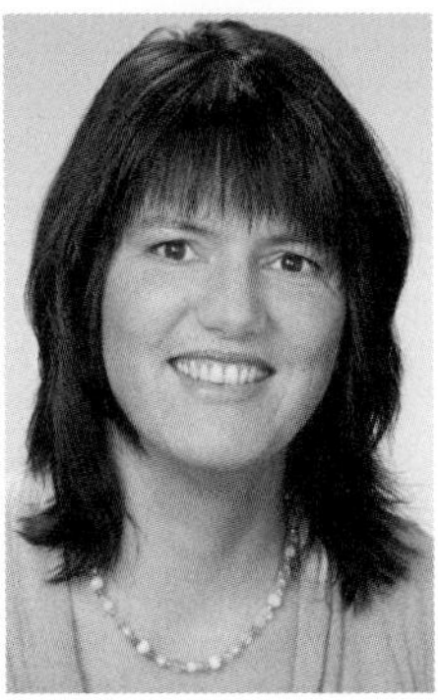

Susanne Fricke, Privatdozentin Dr. phil. Dipl. Psych.,
arbeitet als Psychologische Psychotherapeutin (Verhaltenstherapie) und Supervisorin in eigener Praxis und ist seit vielen Jahren auf die Therapie von Zwangserkrankungen spezialisiert. Sie ist Autorin und Mitautorin von zahlreichen Artikeln und Büchern zu Zwangsstörungen.
Anschrift: Hegestieg 6, DE-20249 Hamburg
E-Mail: info@dr-susanne-fricke.de